Katarina Michel und Peter Michel

Das universelle Heilungsfeld

Die neue Dimension des Heilens

Katarina Michel und Peter Michel

Das universelle Heilungsfeld

Die neue Dimension des Heilens

Aquamarin Verlag

ISBN 978-3-89427-756-7

1. Auflage 2016

Voglherd 1 • D-85567 Grafing
www.aquamarin-verlag.de

Umschlaggestaltung: Annette Wagner
unter Verwendung von © vlastas 106485650 – shutterstock.com

Druck: Ebner & Spiegel • Ulm

Inhalt

„Eine neue Philosophie, eine neue Lebensart, gibt es nicht umsonst. Man muss teuer dafür bezahlen und erringt sie nur mit viel Geduld und großem Bemühen."

Fjodor Dostojewski

Vorwort

Lassen Sie uns dieses Buch mit einer Warnung beginnen: Die nachstehenden Ausführungen stellen ein radikal neues Denken zum Thema Gesundheit und Krankheit dar. Vieles, was in unserer Gesellschaft als weitgehend anerkannt gilt, wird nicht nur hinterfragt, sondern in Abrede gestellt. Nicht aus Neigung zum leichtfertigen Widerspruch, sondern weil wir glauben, dass die Zeit für einen Neubeginn gekommen ist. Die Evolution des menschlichen Bewusstseins ist an einen Punkt gelangt, an dem Heilung nicht mehr von außen erfolgt, sondern weitgehend als ein inneres Geschehen verstanden wird. Heilung geschieht im Bewusstsein!

Natürlich sind uns alle Vorwürfe bekannt, die uns gleich entgegengehalten werden: Leichtsinn, unverantwortlicher Umgang mit der menschlichen Gesundheit und haltlose Versprechungen – um nur einige zu nennen. All dies vor dem Hintergrund des ungeheuren menschlichen Leidens. Sollten Sie dem Chor dieser anklagenden und vorverurteilenden Stimmen Gehör schenken wollen, dürfen Sie das Buch ruhig an dieser Stelle zuklappen und weglegen. Sie würden sich nur ärgern und uns für verantwortungslose Gesellen halten. Vielleicht rufen Sie uns auch empört zu: „Wollen Sie etwa, dass wir unsere sämtlichen Tabletten wegwerfen und unseren kompetenten Medizinern eine Karte schreiben, unser Besuch in der vergangenen Woche sei unser letzter gewesen?"

Wenn Sie uns diese Frage ernsthaft stellen würden, dann würden wir Ihnen ebenso ernsthaft mit einem „Jein" antworten. Zugleich würden wir dieses „Jein" anhand eines Beispiels begründen und darlegen, warum ihm keine Unsicherheit oder Unklarheit zugrunde liegt.

Sie kennen vielleicht die zurzeit härteste Sportart der Welt – Triathlon. Würden Sie einem Hobbysportler, der in der Woche vielleicht einmal fünf Kilometer durch den Stadtpark joggt, raten, am „Iron Man" in Hawaii teilzunehmen, dem anspruchsvollsten Triathlon-Rennen der Welt? Wohl eher nicht, weil Sie auch als nicht sachkundiger Laie annehmen, eine solche Prüfung würde den genannten Hobbysportler nicht nur überfordern, sondern sogar seine Gesundheit gefährden. Richtig! Aber, wenn Sie vielleicht schon einmal eine Übertragung vom Triathlon gesehen haben sollten, so wüssten Sie auch, dass es zweifellos Menschen gibt, welche diese enorme körperliche Herausforderung zu meistern wissen. Es gilt also zu unterscheiden: Zwischen Menschen, die eine gewisse Qualifikation erlangt haben, und solchen, die über diese nicht verfügen. Warum sollte es im Bereich der Heilung anders sein?

Wir werden darzulegen versuchen, dass es heute keine allgemein gültigen Aussagen über Gesundheit und Krankheit mehr gibt. Was für den einen noch zutrifft, muss für einen anderen längst nicht mehr gelten. Wir haben in unserer Publikation „Spontanheilung"[1] zahllose Fälle von Heilungen dokumentiert, die landläufig als „Wunderheilungen" bezeichnet werden. Es hat sie zweifellos gegeben; aber genauso zweifellos sind andere Menschen an derselben Krankheit gestorben. Jesus hat Blinde sehend gemacht (Mark. 8,22 ff.) und Petrus Lahme gehend (Apg. 3,2 ff.). Aber sicher wurden auch in biblischen Zeiten nicht alle Blinden und alle Lahmen geheilt. Es müssen also hinter diesen Heilungen Gesetzmäßigkeiten stehen, die es zu ergründen und dann vielleicht anzuwenden gilt. Wir nehmen auch die Verheißung ernst, die Jesus, auf Psalm 82 Bezug nehmend, seinen Jüngern übermittelte: „Ich habe gesagt, Götter seid ihr." (Joh. 10,34) Wenn diese „Göttlichkeit" das Erbe jedes Menschen ist, dann liegt in ihr auch das ewige Heil und die vollkommene Heilung! Der Mensch hat, wenn er sich nach innen wendet, Zugang zu einer unbegrenzten göttlichen Heilkraft, die wir nachfolgend das „Universelle Heilungsfeld" nennen wollen.

So wie die göttliche Gnade keinen willkürlichen Akt darstellt, sondern ein ewig strömendes LICHT ist, das sich über alles Leben ergießt; so ist auch das universelle Heilungsfeld nicht nur Auserwählten zugängig, sondern steht jedem offen, der bereit ist, sich darauf einzustimmen. Heilung ist ein inneres Geschehen, es spielt sich im Bewusstsein, im Herzen jedes Einzelnen ab. Wer Heilung aber weiterhin nach außen verlagert, der wird auch weiterhin Hilfe von außen suchen. Niemand soll, um dies hier

---

1 Katarina & Peter Michel, Spontanheilung, Grafing 2014

unmissverständlich klarzustellen, dafür von uns kritisiert werden. Niemand soll, wenn er nicht kompromisslos den Weg nach innen beschreiten möchte, seine Pillen und Ärzte aufgeben – er gliche dann dem Hobbysportler in unserem Triathlon-Beispiel.

Der Weg in das universelle Heilungsfeld ist ein spiritueller Pfad. Er ist ein Pfad, der allen Menschen offensteht, den aber zweifellos noch längst nicht alle Menschen beschreiten wollen. Sollte er deswegen aber nicht beschrieben werden? Und wird ein Pfad dadurch unbegehbar, weil einige mutmaßlich auf ihm straucheln? Es hat immer Menschen gegeben und es wird sie auch in Zukunft geben, die an einer schweren Krankheit sterben. Es hat aber auch – und das allein ist für die nachstehenden Ausführungen entscheidend – immer Menschen gegeben, die von einer scheinbar unheilbaren Krankheit auf (noch) unerklärbare Weise genesen sind. Jeder Einzelne muss, nach sorgfältiger Abwägung aller äußeren Faktoren und noch gründlicherer Prüfung seiner innerer Wahrnehmung, allein entscheiden, welchen Weg er zu seiner Heilung beschreiten möchte.

Von daher kann es keinesfalls als verantwortungslos gelten, wenn hier eine neue Dimension der menschlichen Evolution aufgezeigt wird, die zugleich eine neue Dimension der Heilung offenbart. Es hat schon im 20. Jahrhundert wunderbare Heilerinnen und Heiler gegeben, man könnte hier Harry Edwards und Dora Kunz nennen, die Menschen in ihrem Bewusstsein so anzuheben vermochten, dass sie „heil" wurden. Es gibt diese großartigen Helfer der Menschheit auch im 21. Jahrhundert – im Verborgenen oder im Licht der Öffentlichkeit. Sie alle weisen darauf hin, dass nicht sie heilen, sondern etwas heilt *durch* sie. Nur wenn der Heiler selbst gar nicht mehr *da ist*, kann Heilung wahrhaft geschehen. Dann werden der Heilungssuchende und der Heiler eins im Universellen Heilungsfeld. Dieses Mysterium ein wenig zu entschlüsseln, ist das Ziel dieses Buches.

Um sich dem Universellen Heilungsfeld anzunähern, ist großer Mut und tiefes Vertrauen erforderlich. Es ist auch kein einfacher Weg, weil die meisten ihn für nicht existent halten und jene belächeln oder verurteilen, die ihn beschreiten. Wer aber nur den Saum dieses Göttlichen Feldes berührt hat, wird nie mehr zweifeln.

Wir wünschen Ihnen diesen Mut und dieses Vertrauen, um am Ende des Pfades selbst heil zu werden und so zur Heilung der Welt beizutragen.

Katarina & Peter Michel

Einleitung

Was ist ein Feld?

Es ist eine interessante Fußnote, dass das deutsche Wort „Feld" oder das englische „field" eine gemeinsame Wurzel im gotischen „vaggs" haben, das die Gebrüder Grimm in ihrem berühmten „Deutschen Wörterbuch" mit „Paradiesgarten" übersetzen. Diese Verknüpfung zwischen Feld und Paradies verdient festgehalten zu werden!

In den frühen Ackerbau-Kulturen bezog sich das Wort „Feld" natürlich nur auf die Erde, die bebaut werden musste, um das Überleben zu gewährleisten. Den erweiterten Sinn, als eine Art „Einfluss-Feld", bekam dieses alte Wort erst im Zeitalter der modernen Naturwissenschaften, vor allem in der Physik und in der Biologie. Heute kennen wir Magnetfelder, Gravitationsfelder, Quantenfelder und sogar Inflationsfelder; und, besonders bedeutsam, ein Nullpunktfeld. In der Biologie gewinnt das „Energie-Informationsfeld" immer mehr an Bedeutung sowie, als Nachklang zur Arbeit von Rupert Sheldrake, das „Morphische Feld". Wobei Sheldrake sogar von einem „Feldgedächtnis" spricht. Allen genannten Begriffen – und vielen hier nicht genannten – ist eines gemeinsam: Sie beschreiben eine weitreichende Wirkung. Das früher klar bestimmte

Feld wird abgelöst durch eine ausstrahlende, sich über eine lokale Begrenzung hinaus erstreckende Wirklichkeit.

Es kann nicht verwundern, wenn diese Vorstellungen allmählich auch in der Medizin Anerkennung finden. Zu den Pionieren, die sich für eine transzendenzoffene Einstellung einsetzten, gehören vor allem der amerikanische Mediziner Larry Dossey sowie der deutsche Arzt Klaus-Dieter Platsch.[2]

Beide haben vermutlich nie voneinander gehört, kommen aber aufgrund ihrer Einsichten zu nahezu gleichlautenden Aussagen: „Eine der größten Entdeckungen unseres Jahrhunderts – vielleicht aller Jahrhunderte – könnte die nichtlokale Verbundenheit der spektakulären Vielfalt von Wesenheiten sein, die unser Universum bilden. Diese Verbundenheit besteht und zeigt sich zwischen subatomaren Teilchen, mechanischen Systemen, Menschen und Maschinen, Menschen und Tieren und Menschen untereinander. Wenn dieses nichtlokale Band zwischen Menschen wirkt, nennen wir es Liebe."[3] Diese Liebe ist die Ermöglichung, warum überhaupt zwischen Menschen, etwa durch eine Heilbehandlung, Heilung erfolgen kann.

Platsch spricht nicht von nichtlokaler Verbundenheit, sondern explizit von einem „Heilungsfeld". „Heilung geschieht im Heilenden Feld – in einem grenzenlosen Meer der Möglichkeiten. … Sie sind eins mit allem im ganzen Universum. In einer Dimension jenseits aller sinnlichen Erfahrungsmöglichkeit. Das Heilende Feld ist kein Raum, denn es hat keinen Ort. Die Kraft, die letzt-

2 Larry Dossey, Heilungsfelder, Amerang 2012 / Klaus-Dieter Platsch, Das heilende Feld, Frankfurt 2009

3 Dossey, a.a.O., S. 278

endlich im Heilenden Feld wirkt – im Formlosen wie in Form und Gestalt – können wir weder begreifen noch beschreiben. ... Sich dem Heilenden Feld öffnen bedeutet gleichsam das Herz öffnen."[4]

Zwei Mediziner, auf zwei verschiedenen Kontinenten wirkend, kommen durch die Erfahrungen in ihrer ärztlichen Praxis zu der Einsicht, es müsse hinter allem Heilungsgeschehen eine unsichtbare Kraft wirken, die wir mit den bekannten Namen aus den religiösen Traditionen bezeichnen können, die wir aber genauso gut „DAS", „DAS EINE" oder die „QUELLE DES LEBENS" nennen können. Letztlich ist es allein diese KRAFT, welche das Universelle Heilungsfeld speist und zu seinem segensreichen Wirken entfaltet.[5] Es sollte an dieser Stelle betont werden, dass diese KRAFT dynamisch und fortschreitend ist. Dies zeigt sich auch daran, dass die Veröffentlichungen zum Thema Heilen in den letzten hundert Jahren sich auf beeindruckende Weise weiterentwickelt haben. Jedes Werk zu diesem Themengebiet baut auf der Arbeit früherer Forscher auf – und auch dieses Buch kann nur *ein* Baustein sein. Es verdankt sein Entstehen großartigen Heilerinnen und Heilern und wird selbst – so hoffen wir – andere inspirieren, auf diesem faszinierenden FELD weiter zu forschen.

Wenn man die neuesten Erkenntnisse der Schulwissenschaft heranzieht, dann kann es nicht verwundern, wenn auch die Mediziner oder Biologen verstärkt Rückgriffe zur Philosophie suchen. Sheldrake erklärt explizit, die Erklärung für morphogenetische Felder sei „eigentlich eine platonische oder gar aristotelische".[6]

4 Platsch, a.a.O., S. 213 ff.
5 Larry Dossey spricht vom „One Mind", Amerang 2014
6 Rupert Sheldrake, Das Schöpferische Universum, München 1983, S. 89

Liegt es nicht nahe, beim Mitgefühl, das eine zentrale Rolle beim Heilen spielt, an Platons „Idee des Guten" zu denken? Ist es nicht ebenso vorstellbar, auch das „Universelle Heilungsfeld" als eine „Idee" im platonischen Sinne zu deuten? Wenn im Fortgang des philosophischen Denkens Augustinus Platons Ideen im Geist Gottes ansiedelte, dann erscheint es nicht unangemessen, auch das „Universelle Heilungsfeld" dort zu verorten. Wenn diese Wahrheit nicht in uns leben würde, hätte sie sich nicht in Form dieser „Idee" oder Intuition Bahn gebrochen.

Das Heilungsfeld ist keine statische Gegebenheit, sondern eine dynamische Wirklichkeit. Es entwickelt sich ständig weiter und wird immer wirkmächtiger, je stärker es in das allgemeine Bewusstsein einrückt. Bemerkenswerterweise liefert die Physik, die ja als die strengste aller Wissenschaften gilt, inzwischen mittels der Quantenmechanik eine Fülle von Hinweisen, die für ein Primat des Bewusstseins sprechen. Ausgehend von Heisenbergs berühmter „Unschärferelation" bis hin zu den neuesten quantenoptischen Experimenten an der Universität Wien (Aspelmeyer/Zeilinger) wird immer deutlicher, dass es „jenseits des Beobachteten keine objektive Realität gibt. … Das Bewusstsein erschafft Realität.[7]" Die Avantgarde der Physiker verabschiedet sich mit rasanter Geschwindigkeit von einem materiellen Universum: „Das Universum ist immateriell – geistig und geistlich."[8] Manche, wie der noch immer als „unerkanntes Genie" geltende Burkhard Heim, versuchten sogar, dieses geistige Universum in einer komplizierten mathematischen Struktur zu erklären, die einen „Hyperraum"

7 Bernard Haisch, Die verborgene Intelligenz des Universums, Amerang 2015, S. 71

8 Ebd., S. 137

mit zwölf Dimensionen kennt, von denen Heim die obersten vier bezeichnenderweise mit „GOK“ (God only knows) umschrieb.[9] Es bleibt daher festzuhalten, dass die moderne Physik verstärkt auf die Richtigkeit der uralten spirituellen Überlieferungen hinweist – sie aber keinesfalls ersetzt!

Wenn das „Nullpunktfeld“ als eine Art „Meer der unbegrenzten Möglichkeiten“ beschrieben wird, dann kann das ein wertvoller Hinweis sein; doch sollte beachtet werden, dass es, wie Haisch darlegt, „unbeobachtbar“ ist. Es kann nur von den Wirkungen auf die Ursache geschlossen werden – was letztendlich auch für das Universelle Heilungsfeld gilt. Allerdings gilt eine absolute Unvoreingenommenheit, was mögliche neue Erkenntnisse anbelangt.

Renée Weber, die faszinierende Gespräche mit den großen Vordenkern der Naturwissenschaften führte, darunter vor allem mit David Bohm und Rupert Sheldrake, hielt Bohms Ideal, einmal eine „Vereinigte Feldtheorie“ zu erstellen, nicht für unrealistisch.[10] Allerdings blieb Bohm, trotz seiner engen Freundschaft mit Krishnamurti und der Heilerin Dora Kunz, immer rein der Theorie verhaftet. „Sein Fernziel ist eine Vereinigte Feldtheorie, wie die Naturwissenschaft sie sich bisher nicht hat träumen lassen. In ihr werden der Sucher und das Gesuchte als eins erfasst, wird die Holobewegung für sich selbst durchscheinend. Dieses Vereinigte Feld ist weder neutral noch wertfrei, wie es die gegenwärtige wissenschaftliche Regel verlangt, sondern eine

---

9 Vgl. dazu: Illobrand von Ludwiger, Burkhard Heim – Das Leben eines vergessenen Genies, München 2010 und Peter Ruppel, Heilende Energie und Information, Darmstadt 2015, S. 78 ff.

10 Vgl. dazu: Renée Weber, Alles Leben ist eins, Amerang 2013

intelligente und barmherzige Energie, die sich in einem noch nicht geborenen Bereich manifestiert, in dem Physik, Ethik und Religion miteinander verschmelzen. Die weitverbreitete Bewusstheit dieses Bereiches wird das menschliche Leben revolutionieren und uns von der Information zur Transformation und vom Wissen zur Weisheit führen."[11] Bohm hat dieses große Ziel in seinem Leben nicht verwirklichen können; aber es bleibt sein Verdienst, die moderne Physik in einem Ausmaß an spirituelle Themen herangeführt zu haben, wie kaum jemand vor ihm. Sein berühmter Satz „Materie ist gefrorener Geist" hatte weitreichende Folgen und findet sich noch im Denken des Heisenberg-Schülers Hans-Peter Dürr wieder, der inzwischen sogar zu so radikalen Aussagen greift wie: „Es gibt keine Materie!"[12] Dürrs spiritueller Ansatz wäre ohne die Anstrengungen seiner großen Vordenker sicher nicht vorstellbar, ohne seine eigene großartige Lebensleistung damit auch nur im Geringsten schmälern zu wollen.

Wenn man bedenkt, dass Sheldrake sein großes Buch über die Morphogenetischen Felder im Ashram von Bede Griffiths schrieb und Bohm wesentliche Impulse von Krishnamurti empfing, um nur zwei von vielen Verbindungen zwischen Naturwissenschaftlern und Mystikern aufzuzeigen, so könnte man geneigt sein zu behaupten: „Warum den Umweg über die Naturwissenschaften nehmen, wenn doch bei den Mystikern schon die ganze Wahrheit vorhanden ist?" Die Antwort könnte vielleicht schon vor zweitausend Jahren gegeben worden sein: „Selig, die nicht sehen und doch glauben." (Joh.-Ev. 20,29)

11 Ken Wilber (Hrsg.), Das holographische Weltbild, S. 47
12 Hans-Peter Dürr, Es gibt keine Materie, Amerang 2012, S. 35

Das Universelle Heilungsfeld ist nicht sichtbar. Um seine Wirksamkeit erfahren zu können, müsste man zuerst daran „glauben“. Schon Jesus wusste natürlich, dass nur Wenige wirklich glaubten, ohne „gesehen“ zu haben. Daher liegt ein großer Wert in jenen Erkenntnissen von Quantenphysik und Biologie, die mit hoher Wahrscheinlichkeit auf die Existenz von bestimmten „Feldern“ hinweisen und das Primat von Bewusstsein über Materie aufrechterhalten. Diese Erkenntnisse sind rational überprüfbar und ermöglichen es dadurch vielen, sich allmählich den uralten spirituellen Lehren anzunähern. Auch über Quanten- oder Morphogenetische Felder führt ein Weg zum Universellen Heilungsfeld; denn hinter allen Erscheinungen wirkt der Eine Geist.

„Wenn uns die Erde ruft, was werden wir ihr antworten? Wir haben alle unsere Verantwortung gegenüber unserer Erde und der Umwelt und daher auch gegenüber uns selbst und gegenüber einander tausendfach gebrochen. Doch es liegt in unserer Macht, unsere Unzulänglichkeiten wiedergutzumachen, indem wir uns unsere nichtlokale Natur wieder zurückerobern – den Einen Geist, der uns mit allem verbindet, einschließlich unserer Erde; den Einen Geist, dessen Visitenkarte Liebe ist, Fürsorge und Zuneigung. Wenn wir unseren Platz in dieser Großen Verbindung spüren, dann zeigt sich unsere Antwort darin, dass wir das, womit wir verbunden sind, ehren, als wäre es unser Liebstes. Diese Verbindung ist ewig und muss nicht erst aufgebaut werden. Wie Rumi sprach: „Liebende begegnen sich nicht endlich irgendwo. Sie sind von jeher ineinander.““[13]

13 Dossey, One Mind, a.a.O., S. 320

Hier wird der Mediziner Dossey zum Propheten einer neuen Heilkunst der Liebe, die alles kennt, alles verzeiht – und letztendlich alles heilt!

1.

Die Prämissen

Es wäre im gleichen Maße fahrlässig wie unlauter, wollte in den nachfolgenden Kapiteln die Behauptung aufgestellt werden, jeder könne sich, gleichsam mühelos und spontan, selbst von allen seinen Krankheiten oder nur von den kleinen Unpässlichkeiten des Alltags heilen. Weit gefehlt!

Daher soll bereits im ersten Kapitel herausgearbeitet werden, in welchem erheblichen Ausmaß es einer inneren Anstrengung und eines geistigen Erwachens bedarf, um Zugang zum Universellen Heilungsfeld zu finden und eine Selbstheilung herbeizuführen. Es ist leider inzwischen eine Art pseudo-esoterische Modewelle entstanden, die im Schnellverfahren bestimmte „Techniken" anbietet, um gleichsam über Nacht geheilt zu werden. Welchen „Healing-Code" oder welches „Quantenheilungs-Programm" man auch immer anwenden möchte, niemand sollte außer Acht lassen: Wahre Heilung stellt einen langen, mühevollen und Mut erfordernden Weg zum Erwachen dar. Der wahrhaft gesunde, im tiefsten Sinne „heile" Mensch wäre vollständig erwacht und stände an der Schwelle zur Meisterschaft. Auch wenn dies eine biblische Verheißung ist, so deutet sie wohl eher eine zukünftige Evolutionsstufe des Menschen an als eine schon vorhandene Wirklichkeit.

Sich dies klar vor Augen zu halten, bedeutet nun keinesfalls eine Entmutigung, sondern führt zu einer Haltung der Demut, von der aus ein sicherer Weg ins LICHT möglich ist. In dem Wort Demut steckt ja auch Mut – der Mut, an diese verkündete innere Göttlichkeit zu glauben. Eine östliche Weisheit lehrt bekanntlich, dass auch eine sehr lange Reise mit dem ersten Schritt beginnt. Auf das Universelle Heilungsfeld bezogen bedeutet dies: Vieles ist bereits möglich und mehr wird sich erschließen, wenn die Menschheit beginnt, sich auf ihre innere Kraft zu besinnen und sich für den Segen aus einer höheren Wirklichkeit öffnet. Es gibt keine absoluten Grenzen für das Bewusstsein, nur Etappen auf dem PFAD.

Es gibt keinen Zufall

Wenn man sich die Mühe macht, einmal auf den alltäglichen Sprachgebrauch zu achten, dann wird sich unschwer zeigen, wie häufig Sätze fallen wie: „So ein Zufall!" „Da hat aber jemand Pech/Glück gehabt!" „Da war er zufällig zur rechten Zeit am rechten Ort." „Wenn es nicht so unglücklich gelaufen wäre, gäbe es jetzt nicht das Problem."

Die Reihe solcher und ähnlicher Sätze ließe sich endlos fortsetzen. Sie finden sich selbst bei jenen Menschen, die eigentlich davon überzeugt sind, dass es keinen Zufall gibt. Es fällt den meisten außerordentlich schwer, sich von einer Denkweise zu lösen, in der Worte wie Glück, Zufall und Pech eine Rolle spielen. Erst in Krisensituationen, die einen dramatischen Rückbezug auf die eigene Endlichkeit einfordern, wie etwa eine lebensbedrohliche

Erkrankung oder ein schwerer Unfall, kommt es zu einer inneren Besinnung. Dann können Sätze fallen wie: „Durch meinen Unfall bin ich ein ganz anderer, wacherer Mensch geworden." Oder noch radikaler: „Das Beste, was mir je widerfahren ist, war meine Krebserkrankung. Es war wie eine Wiedergeburt!"

Gibt es ein glaubwürdigeres Zeugnis für einen verborgenen Sinn im Dasein? Gerade im Umfeld von Krankheit und Genesung wird immer wieder davon gesprochen, welche tiefe Veränderung durch beides ausgelöst wurde. Wobei wir die verzweifelten Fragen nach dem scheinbar unerklärlichen und sinnlosen Tod einer 30-jährigen Mutter von drei Kindern hier nicht ausblenden wollen. Nicht in jedem Fall erschließt sich der große SINN in den irdischen Ereignissen; und wer nicht bereit ist, sich mit dem Gedanken von Reinkarnation und Karma vertraut zu machen, der wird schwer mit dem „unerforschlichen göttlichen Ratschluss" zu kämpfen haben. Vieles, was sich im Umfeld von Krankheit und Heilung abspielt, trägt seine Sinnhaftigkeit erkennbar in sich. Manches bleibt verborgen, weil nur wenige Begnadete den göttlichen Lebensplan eines Menschen zu erschauen vermögen. Aber ihr Zeugnis sollte uns genügen, wenn sie glaubhaft versichern, dass hinter ALLEM Gottes weiser Plan waltet!

Es bleibt niemandem erspart, auf die „Zufallsfrage" eine persönliche Antwort zu finden. War es nur Glück, wenn bei dem schweren Unfall 'zufällig' ein Rettungswagen kurz hinter dem verunglückten Bus fuhr? War es Pech, dass die Patientin in der Notaufnahme ein Medikament bekam, das sie nicht vertrug und an dem sie starb? Es gibt hier keine „Zwischenantwort". „Eure Rede sei Ja, Ja oder Nein, Nein. Alles andere ist von Übel." (Matth. 5,37) Das

Übel ist das Unentschiedene! Es könnte ein bisschen Sinn und ein wenig Pech im Spiel gewesen sein. Diese Einstellung ist das größte Hindernis, um jemals den Pfad zurück in eine lichtere Wirklichkeit anzutreten.

Die tiefe, vom Grunde des eigenen Herzens ausgehende Überzeugung, dass hinter allem Geschehen, sei es glücklich oder unsagbar tragisch, ein göttliches weises und unendlich liebevolles Gesetz waltet, stellt die Grundvoraussetzung dar, um zum einen das Geschehene zu verstehen und annehmen und um zum anderen sich dem Universellen Heilungsfeld annähern zu können. Wer auch nur im Geringsten zweifelt, wird dadurch eine „mentale Wolke" bilden, die sich in einer feinstofflichen Wirklichkeit wie ein Schatten vor die Sonne der Heilung legt. Dies ist keine Symbolsprache, sondern das Bild schildert ein geistiges Geschehen. Es ist nur ehrlich, immer wieder zuzugeben, ein Geschehen nicht zu verstehen. Es ist weiterhin ehrlich, sich ein Scheitern im Bemühen um Selbstheilung einzugestehen; aber es sollte im Wissen um die momentane Begrenztheit geschehen, niemals im Zweifel an der absoluten Gültigkeit der göttlichen Gesetze. Noch immer ist das Wissen der Menschheit um Karma, Krankheit und Heilung bruchstückhaft. Gegenwärtig „sehen wir nur in einem Spiegel, dereinst aber von Angesicht zu Angesicht"! (1. Kor. 13,12)

Leid leitet

Von wenigen extremistischen Ausnahmen abgesehen, wird sich niemand freiwillig irgendeiner Art von Leiden aussetzen. Leid ist unwillkommen; und alle gesellschaftlichen Institutionen sind darauf ausgerichtet, Leid zu vermeiden oder bereits eingetretenes Leid möglichst umgehend zu beseitigen. Es lebt ein riesiger Industriebereich, die Pharmaindustrie, nur von diesem Bemühen. Sie leiden unter irgendeiner Krankheit? Wir haben die richtige Pille dafür!

Es ist im öffentlichen Bewusstsein, vor allem der westlichen Industriegesellschaften, nahezu vollständig die Einsicht verschwunden, ein Leiden, eine Krankheit könne möglicherweise eine „Botschaft" enthalten. Es geht praktisch nur noch darum, das Leiden, die Krankheit möglichst umgehend zu beseitigen. Schließlich hindert sie die Erkrankten daran, optimal im System zu funktionieren.

Der unreflektierte Umgang mit Erkrankungen und die reine Symptombekämpfung haben dazu geführt, dass Krankheiten nur 'verschoben', aber nicht mehr ergründet und von ihrer Ursache her behandelt werden.

Immer mehr Menschen verspüren ein tiefes Unbehagen, weil ihre Krankheiten nicht mehr wirklich untersucht, sondern nur noch 'weggedrückt' werden. Diese Vorgehensweise löst ernsthafte Zweifel am System aus und führt zu einer verstärkten Ausrichtung auf Alternative Heilweisen, vor allem, wenn sie den Menschen aus einer ganzheitlichen Perspektive betrachten.

Wenn man diese Entwicklung sorgfältig analysiert, dann wundert man sich nicht, dass jene Mediziner, wie etwa Ruediger Dahlke, die in der Krankheit eine „Botschaft der Seele" sehen, inzwischen von den marktbeherrschenden Medien weitgehend ausgegrenzt werden. Und dies ist natürlich kein rein deutsches oder europäisches System. Ärzte wie Larry Dossey oder der Psychologe Lawrence LeShan, die sich in den USA für eine „Spiritualisierung der Medizin" einsetzen, erleben dort eine ähnliche Diskreditierung. Es gibt eine ökonomisch-wissenschaftliche öffentliche Meinung, die seltsamerweise in eklatantem Widerspruch zur allgemeinen öffentlichen Meinung steht. Weite Bevölkerungskreise empfinden innerlich längst, dass ein neues Bewusstsein für das Verstehen von Leid und Krankheit unverzichtbar ist.

Wenn „Leid leitet", dann drängt sich natürlich die Frage auf: „Wohin leitet es?" Darauf bieten sich mehrere Antworten an. Zum einen leitet das Leid zu einer Selbstbesinnung, zu einer neuen Innerlichkeit. Der leidende Mensch beginnt, sich mit seinem Leben und seiner Lebensführung auf eine Weise auseinanderzusetzen, wie er es vorher nicht getan hat. Zumindest trifft dies für jene Menschen zu, die nicht länger glauben wollen, dass es für jede Krankheit eine geeignete Pille gibt!

Neben diesem Weg nach innen zeigt sich plötzlich die Frage des Leidens in einem größeren, umfassenderen Rahmen. Ist es vielleicht wesenhaft für das Menschsein auf dieser Erde, mit dem Leid konfrontiert zu sein? „Sarvam dukham", sagte der Buddha in einem seiner berühmtesten Aussprüche – „alles Leben ist leidvoll". Ziel des Lebens sei es daher, das Leiden zu überwinden und zu wahrer Freiheit zu finden. Das Leiden erhält hiermit eine völlig neue Dimension: Menschsein ist möglicherweise untrennbar mit

Leiden verbunden. Die Antwort auf die „Wohin"-Frage könnte dann lauten: Zurück in eine andere Wirklichkeit. Zurück in eine göttliche Welt, aus welcher der Mensch einst durch eigenes Verschulden herausgefallen ist. Leid leitet dann nicht nur, sondern Leid läutert auch! Karma erhält hier plötzlich eine kosmische Dimension. Dieser Gedanke mag manchem unvertraut erscheinen; aber er ist keinesfalls völlig neu. Viele Mystiker aller Traditionen haben diese oder ähnliche Vorstellungen vertreten, in denen es nicht nur um die Heilung der eigenen Krankheit, sondern um die Erlösung der Welt geht. Alles ist mit allem verbunden. Heile dich selbst und du heilst die Welt! Nur aus einer derart tiefen Gesamtschau auf das Leben konnte der legendäre chassidische Meister Baalschem lehren: „Du musst auch den Tisch erlösen, an dem du sitzt!" Bemerkenswerterweise wird diese mystische Sichtweise heutzutage von aufgeschlossenen Quantenphysikern, wie etwa Hans-Peter Dürr, ohne zu zögern geteilt. Nichts ist wirklich getrennt.

Die aufdämmernde neue Erkenntnis von der Existenz eines Universellen Heilungsfeldes schenkt erste Einblicke in dieses große Ganze. Hahnemanns „Ähnlichkeitsprinzip", die Idee einer „Energie-" oder „Schwingungsmedizin" und die verschiedenen Formen des geistigen Heilens sind alles Ausdrucksformen dieser neuen Dimension. Das Verständnis von Krankheit und Heilung ändert sich gerade fundamental. Und der Schlüssel zu diesem neuen Verständnis lautet: BEWUSSTSEIN. Leiden oder Krankheiten sind nicht durch widrige Umstände entstanden, sondern sie weisen auf etwas Bedeutungsvolles hin. Es geht um Innerlichkeit, um Veränderung und letztlich um Transformation. Das Leiden leitet hin zu dieser großen Verwandlung. Damit erhält das Leiden nicht einen Status des Wünschenswerten; wohl aber einen des Sinnhaften. Es zeigt dem Menschen, dass er umkehren, einen neuen Weg einschlagen sollte. Und war dies nicht die zentrale Botschaft Jesu: „Wahrlich, ich sage euch, wenn ihr nicht umkehrt und werdet wie die Kinder, so werdet ihr nicht in das Himmelreich eingehen.“ (Matth. 18,3)

In die heutige Sprache und in den Kontext dieses Buches umgesetzt, könnte man sagen: Der Mensch muss sich von außen nach innen wenden, wofür in vielen Fällen das Leid den leitenden Impuls setzt, um sich dem Universellen Heilungsfeld zuwenden und wahrhaft *heil* werden zu können.

Gesundheit ist innere Ordnung

Interessanterweise war es Krishnamurti, ein radikaler Verkünder der menschlichen Freiheit, der immer wieder darauf hinwies, wie entscheidend „innere Ordnung“ für das geistige Erwachen ist. Im landläufigen Verständnis gilt ein ordentlicher Mensch ja eher als Langweiler. Wenn man eine Wohnung oder ein fremdes Haus betritt und beim Eintreten gedanklich ausruft: „Meine Güte, ist das hier ordentlich!“ – dann schwingt in diesem Satz eher eine gewisse Abneigung mit. Die Ordnung ist, in modernem Slang ausgedrückt, nicht wirklich sexy. Warum wird dann der Ordnung im Zusammenhang mit der Heilung eine so große Bedeutung zugemessen?

Es geht offensichtlich um verschiedene Grade an Ordnung. Die exakt nebeneinander aufgereihten Stifte und Lineale auf dem Schreibtisch sind offensichtlich nicht gemeint. Wohl aber geht es um Ordnung in der Lebensführung. Äußerlich betrachtet: Wer eifrig Drogen nimmt, exzessiv Alkohol trinkt und wie ein Schlot raucht, der zerstört die Ordnung im physischen Körper. Darüber dürfte Konsens herrschen. Wer außerdem im 6. Grad Freeclimbing betreibt oder sich im Hochgebirge mit dem Paraglider in die Tiefe stürzt, der muss auf seine Fähigkeiten und auf sein gutes Karma vertrauen. Auch darüber dürfte Konsens herrschen.

Wenn wir die Aufmerksamkeit auf die Gefühle und die Gedanken richten, beginnt es spannend zu werden. Emotionen spielen eine erhebliche Rolle im Heilungsprozess. In den vier Hauptbereichen des menschlichen Lebens – Familie, Beruf, Beziehungen und Freizeit – dominieren die Gefühle nahezu alle Formen des gemeinsamen Miteinanders. Trägt jemand einen langen Hass gegen ein Elternteil oder einen Ex-Partner mit sich, dann wird dieser Hass oder auch eine nicht vergebene Verletzung verheerende Auswirkungen auf die Gesundheit zeitigen. Auch eine ständige Missachtung im Beruf oder eine schädliche, weil die eigene Persönlichkeitsentfaltung unterdrückende Beziehung wird sich sehr schnell spürbar im eigenen Körper auswirken. Hier zeigt sich, weshalb eine Ordnung im eigenen Innenleben von entscheidender Bedeutung ist. Da selten Emotionen ein emotionales Problem lösen, gilt es, eine höhere Ebene heranzuziehen. In der Regel lassen sich emotionale Konflikte nur durch geistige Klarheit lösen. Daher versuchen aufmerksame Heiler oder Therapeuten, ihren Patienten ein Spiegel zu sein, in dem sie sich selbst und ihre „Gefühls-Unordnung“ gleichsam von außen betrachten können.

Nur so vermögen sie das innere Chaos unverstellt zu erschauen und mithilfe des Behandlers die inneren Kräfte freizusetzen, um Chaos in Ordnung zu verwandeln.

Will man innere Ordnung anstreben, trifft man häufig auf einen mächtigen Feind – die Angst! In allen Feldern, die vorstehend angesprochen wurden, stellt die Angst das größte Hindernis für Veränderungen dar. Die Konfrontation mit alten Familienfeldern wird vermieden, weil die Angst vor der Auseinandersetzung (noch) größer ist als der Leidensdruck. Die notwendige Trennung wird nicht vollzogen, weil die Angst vor einem möglichen Alleinsein (noch) größer ist als der Leidensdruck. Der dringend notwendige Berufswechsel wird nicht eingeleitet, weil die Existenzangst (noch) größer ist als der Leidensdruck. Eine Aufzählung, die sich natürlich nahezu unendlich fortsetzen ließe. Die Angst vor einer heilsamen Veränderung verhindert diese. Die zerstörerische Disharmonie (Unordnung) wird aufrechterhalten, bis eine ernsthafte Erkrankung die betreffende Person vor die letzte Alternative stellt. Nicht wenige Menschen sterben eher, als eine lebensrettende Konfrontation erfolgreich zu bestehen.

Wenn man mit Heilern, Ärzten oder anderen Therapeuten spricht, dann kann jeder etliche Beispiele aus seiner Praxis berichten, in denen schwer erkrankte Menschen nicht den Mut aufbrachten, einen radikalen Neuanfang einzuleiten, der ihnen das Leben gerettet hätte. Glücklicherweise gibt es natürlich auch zahllose erfreuliche, weil heilsame, Gegenbeispiele.

Wer sich dem Universellen Heilungsfeld annähern möchte, der wird dies nur vermögen, indem er in der Stille in absoluter Offenheit auf mögliche Unordnung in seinem Leben schaut – körperliche, seelische und geistige. Erkennt er diese, muss er allerdings die Konsequenz aufbringen, diese sofort zu beseitigen. Wer „morgen“ mit dem Rauchen aufhören oder „morgen“ mit dem Chef sprechen will – der wird weiter rauchen und auch in den nächsten Monaten und Jahren in die verhasste Arbeit gehen. Veränderung beginnt im JETZT. Hier liegt ein wichtiger Schlüssel zu nachhaltiger Heilung.

Dein Glaube hat dich geheilt

Dieser Ausspruch Jesu (Luk. 8,48) kann in seiner Bedeutung für jegliche Form des Heilens gar nicht hoch genug eingeschätzt werden. Für Jesus, der meist Aramäisch sprach, bedeutete „Haymonutho“ (Aramä. für *Glaube*) offensichtlich nicht ein bloßes „Für-wahr-halten“ oder eine unbestimmte, mögliche Annahme, sondern er gebrauchte das Wort etwa im Sinne von: „Der Glaube ist meine Kraft!“ Es war das feste Fundament seines Lebens und Wirkens.

Im Neuen Testament finden wir mehrere Stellen, in denen im Zusammenhang mit den Heilungen von Jesus immer wieder die Glaubensfrage angesprochen wird. Jesus betont nachdrücklich, welche entscheidende Rolle der „Glauben“ bei seinen Heilungen spielt. Im Zusammenhang mit dem Universellen Heilungsfeld wird dies noch ausführlich zu thematisieren sein; aber bereits bei den „Prämissen“ verdient festgehalten zu werden, inwiefern die innere Einstellung von herausragender Bedeutung für jegliches

Heilungsgeschehen ist. Wer sich zu einem Arzt, Heiler oder sonstigen Therapeuten mit einem nagenden Zweifel im Herzen begibt, der könnte gleich zu Hause bleiben. Die damit einhergehende Gedankenform wird jegliche mögliche Heilung bereits im Ansatz unterbinden. Wer dagegen, selbst bei einer scheinbar unheilbaren Krankheit, mit absolutem Vertrauen zu einer Behandlung geht, der wird auch Heilung oder zumindest Linderung erfahren. Eines der beeindruckendsten Beispiele dafür ist ein Erlebnis, das Krishnamurti mit einer Frau widerfuhr, die einen schweren Unfall erlitten hatte. Ein komplizierter Splitterbruch im Unterschenkel erwies sich als so schwerwiegend, dass eine Amputation durchgeführt werden sollte. Die verzweifelte Frau wandte sich durch ihren Mann an Krishnamurti, weil sie überzeugt war, dieser könne sie heilen. Krishnamurti, der selten große Neigung zeigte, als „Heiler" aufzutreten, wies das Ansinnen mehrfach zurück. Die Frau ließ sich aber nicht abhalten und wurde letztlich auf einer Trage zu ihm gebracht. Dann ereignete sich etwas, das jeden Augenzeugen unmittelbar an die „Heilung des Gelähmten" (Mark. 2,12) erinnerte: Die Frau sah Krishnamurti, blickte ihm in die Augen, stand auf und ging davon. Für Augenblicke war selbst Krishnamurti verblüfft. Als ihn kurz darauf sein Neffe Narayan, der das ganze Geschehen mitverfolgt hatte, fragte, wie so etwas möglich sei, antwortete ihm Krishnamurti, etwas habe „geklickt". Und dann ergänzte er: „Energie fließt."[14]

Dieses bemerkenswerte Heilungsbeispiel verdeutlicht die Rolle des Glaubens im Heilungsgeschehen. Ohne die absolute Glaubensgewissheit der verunglückten Frau hätte es jenes „Klicken"

14 Giddu Narayan, As the river joins the ocean, Ojai 1998, S. 29 f.

nicht geben können – und es wäre keine Energie geflossen. Wenn wir detailliertere Beschreibungen der von Jesus Geheilten überliefert bekommen hätten, würden wir möglicherweise ähnliche Aussagen finden. Und wenn Jesus bei der Heilung jener Frau, die zwölf Jahre an Blutungen litt, ausrief, es sei „eine Kraft von ihm ausgegangen“ (Luk, 8,46), dann würde das in der Sprache der Neuzeit ebenso heißen: „Es ist eine Energie geflossen.“

Der Glaube an eine mögliche Heilung öffnet beim Patienten das „Tor des Herzens“, durch das genau jene Energie einströmen kann, die sich durch den Heiler offenbaren darf, wenn er jenes offene Herzenstor wahrnimmt. Das eine geht nicht ohne das andere. Ohne die Öffnung vermag keine Heilungsenergie zu fließen. Heilung ist ein Geschenk der Gnade. Die Gnade jedoch ist keinesfalls ein Akt göttlicher Willkür, sondern sie verströmt sich unaufhörlich aus dem Göttlichen Liebesquell – es liegt an jedem Einzelnen, sein Herz zu öffnen, um sie zu empfangen!

Es gibt nur *eine* Heilkraft – die göttliche Liebe

Das Beispiel aus dem Leben Krishnamurtis verdeutlicht, was alle großen Heiler immer wieder hervorgehoben haben. Sie müssen selbst in ihrer Persönlichkeit ganz zurücktreten, um dem Mysterium der Heilung Raum zu gewähren. Krishnamurti hat dies einmal in vier kurzen Sätzen auf wundervolle Weise in Worte gekleidet: „So ist Gott da, wenn *Sie* nicht sind. Wenn Sie sind, ist er nicht.

Wenn Sie nicht sind, ist Liebe. Wenn Sie sind, ist keine Liebe."[15] In dieser Liebe, so machte Krishnamurti in seinen Vorträgen immer wieder deutlich, werde man sich „der Ewigkeit bewusst".

Es darf an dieser Stelle vielleicht die Frage gestellt werden, ob die Liebe, neben dem Glauben, nicht vielleicht die zweite Voraussetzung für eine Heilung ist. Es gibt eine bemerkenswerte Aussage aus dem Leben einer der größten Heilerinnen des 20. Jahrhunderts, der amerikanischen Theosophin Dora Kunz, die wir als Augenzeugen miterlebt haben. Sie behandelte in New York eine schwer krebskranke Dame, der es nach der Behandlung sichtlich besser ging. Am Abend, nach vielen Heilungssitzungen, machte Dora Kunz, mit einem mitfühlenden Kopfschütteln, noch eine Bemerkung zu dieser Frau: „Ich kann sie nicht heilen, weil sie den Hass gegen ihre Mutter nicht aufgeben will. Ich kann ihr zwar helfen, aber solange sie hasst, vermag ich sie nicht zu heilen."

Dieses Erlebnis, das in seiner Nachhaltigkeit für uns bleibend war, macht deutlich, welchen Beitrag der Einzelne zu leisten hat. In letzter Konsequenz findet die Heilung im Innersten jedes Menschen statt – zumindest indem er die Vorbedingungen schafft, die es der Göttlichen Heilkraft ermöglichen, ihr segensreiches Werk auszuüben. Dieses Geschehen verdeutlicht auch, warum Heilung ein WEG ist. Mit jedem Schatten, der durch eigenes Bemühen von der Seele gezogen wird, wird diese reifer, um zu erwachen und durch dieses Erwachen allmählich einzutauchen in das Universelle Heilungsfeld.

---

15 Krishnamurti, frei sein!, Bern o.J., S. 18

2.

Krankheit und Bewusstsein

Es ist vielleicht das hervorstechendste Kriterium, welches die gegenwärtige Transformation im Heilungswesen anzeigt: Die Betonung der Rolle, die das Bewusstsein im Heilungsprozess spielt. Auf fast allen Krankheitsfeldern wird anerkannt, wie einflussreich und nachhaltig wirksam die innere Einstellung des Menschen ist. Die große Schweizer Heilerin Renée Bonanomi gibt ihrem letzten Buch nicht ohne Grund den Titel „Heilung geschieht im Bewusstsein". Ihre jahrzehntelange heilerische Arbeit mit Patienten führte sie zu radikalen Einsichten: „Wer bewusst ist, wird nicht krank! Ein Mensch wird nicht krank, um zu leiden, sondern um zu *erkennen*!"[16] Dies ist nun zweifellos ein vollständig neuer und revolutionärer Blick auf das, was man „Krankheit" nennt. Die alte Weisheit, wonach „Leid leitet", wird hier um die Richtung ergänzt: Das Leid leitet hin zur Erkenntnis! Da vermutlich jeder Mensch unterschiedliche Erkenntnisschritte zu bewältigen hat, folgt daraus, dass Krankheiten unterschiedlich gesehen, gedeutet und behandelt werden müssen. Ein Krankheitsbild nur noch nach dem Lehrbuch zu deuten und die am Rand angegebene Medikation zu verabreichen, wird in vielen Fällen nicht mehr ausreichen.

16 Renée Bonanomi/Katarina Michel, Heilung geschieht im Bewusstsein, Grafing 2015, S. 124

Die Bewusstseinsstrukturen sind so mannigfaltig wie die Menschen, die sie aufweisen. Der Schlüssel zur Heilung muss also im Innenleben eines Menschen gesucht werden. Das bedeutet nicht, nunmehr von heute auf morgen alle Arztbesuche einzustellen und sämtliche Medikamente abzusetzen, um das hier noch ein letztes Mal allen voreiligen Kritikern entgegenzuhalten. Es bedeutet aber sehr wohl, jede Arztmeinung und jedes Medikament zu hinterfragen! Trifft die Diagnose mich und beschreibt sie meine Lebenswirklichkeit? Dies ist die entscheidende Frage – und sie kann nur von jedem Einzelnen beantwortet werden. Die Verantwortung für eine innere Verwandlung, für ein Erwachen und eine Bewusstwerdung an einen Therapeuten abzugeben, würde bedeuten, das Wesen von Krankheit als „Erkenntnis-Botschafter“ zu verraten. Stattdessen gilt es, den alten Rat des wundersam weisen Dichters Novalis zu beachten: „Nach innen geht der geheimnisvolle Weg!“

Was ist Krankheit

Bestimmt unser Denken (unser Geist) unser Gehirn oder ist es genau umgekehrt? Hat der amerikanische Psychoanalytiker Norman Doidge recht, wenn er vermutet: „Möglicherweise stellt sich irgendwann heraus, dass auch unsere Gedanken physischer Natur sind.“[17] Der Streit ist noch nicht entschieden, und gerade die erstaunlichen Erfolge auf dem Gebiet der Neuroplastizität scheinen ihn eher neu zu entfachen. Muss das Gehirn nur perfekt trainiert werden, um ganz andere, ungeheure Erfolge zu erzielen; oder

17 Norman Doidge, Neustart im Kopf, Frankfurt 2014, S. 215

muss der Mensch eine neue geistig-seelische Mitte finden, um als spirituelles Wesen seine Körperhülle zu vervollkommnen? Es hilft vielleicht, einen unverstellten Blick auf ein gewisses „Unbehagen in der Kultur" zu richten, das es eigentlich, wenn man die scheinbaren oder tatsächlichen Erfolge der modernen Apparatemedizin heranzieht, gar nicht geben dürfte. Um nicht einer 'esoterischen Blindheit' gescholten zu werden, sollte dieser Blick aus den Augen eines Mediziners erfolgen, der genau dieser Frage nach dem Grund der Unzufriedenheit und Unsicherheit der doch medizinisch so wunderbar versorgten Gesellschaft der Gegenwart nachgeht.

„Viel von der Desillusionierung der Gesellschaft angesichts der modernen Medizin liegt an dem Versagen der Mediziner, die Wichtigkeit von Sinn und Bedeutung im Leben und Kranksein ihrer Patienten anzuerkennen. Wenn die Ärzte die Rolle von Sinn und Bedeutung in der Gesundheit weiterhin kleinreden oder ignorieren, werden wir weiter an Einfluss verlieren. Im Wettbewerb von konventionellen und alternativen Therapien geht es nicht nur um Wirtschaftlichkeit, Effizienz, Sicherheit und Verfügbarkeit; es geht auch um den Sinn. Wir sind dabei, eine schmerzliche Tatsache zu erkennen: Ganz gleich, wie technisch effektiv die moderne Medizin auch sein mag – wenn sie den Stellenwert von Sinn und Bedeutung in der Krankheit nicht respektiert, könnte sie die Loyalität gerade jener verlieren, denen sie dient."[18]

Larry Dossey liefert das Schlüsselwort: SINN. Eine Krankheit entspringt keiner schlechten Laune von Mutter Natur, sondern sie enthält eine Botschaft. Sie möchte das im Menschen waltende „Nicht-Wissen" in ein WISSEN verwandeln. Das von Larry

---

18 Larry Dossey, Heilungsfelder, a.a.O., S. 29

Dossey gebrauchte Wort vom Sinn entspricht dem, was einleitend als „Erkenntnis-Botschaft“ bezeichnet wurde. Erst wenn Krankheit als sinnhaft, weil sinnstiftend begriffen wird, sollte darüber nachgedacht werden, wie eine Heilung aussehen kann; denn es wird dann über wirkliche Heil-ung nachgedacht, nicht nur über eine Symptombekämpfung.

Was große Hoffnung macht, ist der Umstand, dass immer mehr renommierte Wissenschaftler, Mediziner, aber auch Forscher aus dem medizinischen Umfeld, die Idee der „Erkenntnis-Botschaft“ einer Krankheit anerkennen, wenngleich sie den Ausdruck nicht verwenden. Die angesehene Professorin für Physiologie und Entdeckerin der „Opiatrezeptoren“, Candace B. Pert, nimmt eine Position ein, die man ohne zu zögern als „spirituell“ bezeichnen könnte: „Als Beobachterin und Teilnehmerin dieses (Umdenkungs-) Prozesses bin ich zu der Überzeugung gelangt, dass praktisch alle Krankheiten, wenn sie nicht psychosomatischen Ursprungs sind, so doch eine unleugbare psychosomatische Komponente haben. Mit modernen technischen Mitteln können wir ja die molekulare Basis der Gefühle untersuchen und allmählich erkennen, wie eng, ja untrennbar diese Moleküle unserer Gefühle mit unserer Physiologie zusammenhängen. Die Verbindung zwischen Körper und Geist wird – zu dieser Erkenntnis bin ich gelangt – durch die Gefühle hergestellt. Dieser eher ganzheitliche Ansatz ergänzt die reduktionistische Auffassung, erweitert sie eher, als sie zu ersetzen, und ermöglicht ein neues Verständnis von Gesundheit und Krankheit. Das gilt nicht nur für den Wissenschaftler, sondern auch für den Laien.“[19]

---

19 Candace B. Pert, Moleküle der Gefühle, Reinbek 2011, S. 23

Psychosomatik war für einige Jahre das Schlagwort, unter dem die Einwirkung des Geistes auf den Körper in wissenschaftlichen Kreisen, aber auch in breiten Gesellschaftsschichten diskutiert wurde. Heute sind Begriffe wie Psychoneuroimmunologie, Neuroplastizität, Epigenetik oder Anglizismen wie Healing Code oder Energy Psychology hinzugekommen. Je nach Weltbild, deuten auch diese auf einen mehr oder weniger deutlichen Einfluss von Geist auf Materie hin. Sind sie tiefschürfend, so steht an der Spitze ihrer Erkenntnispyramide ein Begriff wie Sinn, Botschaft oder Transformation. Es geht in letzter Konsequenz um Selbsterkenntnis oder Selbstfindung. Eine lebenswichtige Dimension wurde so entscheidend vernachlässigt, dass sie über das Mittel der Krankheit auf sich aufmerksam machen möchte, ja machen muss. Wenn man, als Erkrankter, nunmehr nicht innehält, zuhört und im jesuanischen Sinne umkehrt (Metanoia), dann wird die Botschaft auf tragische Weise ungehört bleiben. Das Krankheitssymptom wird auf irgendeine Weise verdrängt, so dass der „Botschaft" nur die eine Wahl bleibt: Eine neue, womöglich noch dramatischere Nachricht zu senden. Die Krankheit ist nicht die Botschaft, sondern die Antwort auf die Frage: „Warum habe ich jetzt diese Krankheit?"

Es ist daher fast gleichermaßen tragisch, wenn bei einer ärztlichen Konsultation diese „Warum-Frage" nicht gestellt, sondern die Krankheit nur benannt wird. Diese „Benennung" ist eine Art Todesurteil für jede Erkenntnis. Sie hat etwas Abschließendes, das jeden Erkenntnisprozess unterbindet. Mit der Feststellung: „Ich habe einen Tumor" oder „Ich habe ein Magengeschwür" wird ein Status Quo festgeschrieben und jegliche Handlungsmöglichkeit abgegeben. Sie wird delegiert an denjenigen, der die Diagnose getroffen, die Krankheit „benannt“ hat. Es muss dringend ein Bewusstsein dafür entstehen, welche unheilvolle Vorgehensweise das „Benennen“ von Krankheiten darstellt! Hier steht die Statik von Krankheit („Sie haben Krebs!“) der Dynamik von Heilung („Sie müssen etwas in Ihrem Leben verändern!“) diametral gegenüber.

Krankheit hängt entscheidend von Nicht-Wissen, von Unbewusstheit und von Verdrängung ab. Jede Art von äußerer Therapie muss, in letzter Konsequenz, fruchtlos bleiben, solange der Erkrankte seine Unwissenheit nicht beseitigt beziehungsweise sich das Thema angeschaut hat, welches die Krankheit in Wahrheit auslöst und immer wieder neu auslösen wird. Daher betont Renée Bonanomi: „Solange ein Mensch sein Bewusstsein nicht verändert, kann er nicht wirklich geheilt werden.“[20] In diesem einen Satz liegt die Antwort auf die Frage „Was ist Krankheit?“ In letzter Konsequenz ein Aufruf zur Transformation, zur inneren Umkehr!

Alte Modelle – neue Perspektiven

Weite Teile der westlichen Gesellschaften und weite Teile des medizinischen Betriebes sind in vielen Bereichen noch einem materialistischen, mechanistischen Weltbild verhaftet. Der Körper ist darin eine Maschine, die gewartet werden muss, sonst funktioniert sie nicht zuverlässig, und die bei Problemen zum Ölwechsel

20 Renée Bonanomi / Katarina Michel, Heilung geschieht im Jetzt, Grafing 2012, S. 152

muss. Wenn es ganz schlimm kommt, muss auch einmal ein Teil ersetzt werden. Obwohl es, wie beschrieben, ein nicht zu übersehenes weitverbreitetes Unbehagen an diesem Modell festzuhalten gilt, stellen nur einige wenige Pioniere es grundsätzlich infrage. Diese müssen sich dann solche unsinnigen Fragen gefallen lassen wie: „Wollen Sie etwa eine blutige Blasenentzündung mit Bachblüten heilen?" Oder es kann auch einmal noch zynischer gehen: „Wollen Sie das gebrochene Bein vielleicht mit Handauflegen wieder zusammenwachsen lassen?" Dieser „medizinale Zynismus" kommt auch noch mit dem Brustton der moralischen – weil angeblich wissenschaftlich gesicherten – Selbstherrlichkeit daher. Als habe es alle diese Heilungen, seit biblischen Zeiten bis in die Gegenwart, nicht längst gegeben.[21] Und *ein* sicher dokumentierter Fall von Spontanheilung überwindet das ganze alte, überholte Paradigma vom Menschen als Maschine!

Es dürfte eines der irrwitzigsten Paradoxa der Neuzeit sein, dass gerade die großen Leugner eines spirituellen Menschenbildes sich immer wieder auf „die Wissenschaft" als Kronzeugin ihres erstarrten Denkens berufen. Sie vergessen dabei, dass es gerade die sogenannte „härteste" aller Naturwissenschaften, die Physik, ist, die ihrem Weltbild längst den Boden entzogen hat. Schon James Jeans äußerte den berühmten Satz, wonach das Weltall eher einem großen Gedanken als einer großen Maschine ähnele; und mancher Materialist, der seine Förderung einem Max-Planck-Institut verdankt, sollte sich in Erinnerung rufen, dass sein großer Namensgeber offen bekannte: „Der Geist ist der Urgrund aller Materie!" Im 21. Jahrhundert setzten berühmte Physiker wie Wer-

21 Vgl. dazu: Peter & Katarina Michel, Spontanheilung, Grafing 2014

ner Heisenberg und seine beiden bekanntesten Meisterschüler, Carl Friedrich von Weizsäcker und Hans-Peter Dürr, genau diese Tradition fort.[22] Seltsamerweise ohne den geringsten Nachhall an den Fakultäten für Medizin diesseits und jenseits des Atlantiks.

Selbst in der Biochemie wird offen ein neues Denken eingefordert, etwa im Werk von Sondra Barrett. „Chemie allein schafft noch kein Leben. Wir könnten alle erforderlichen Zutaten – Zucker, Fette, Aminosäuren, DNS, RNS, Mineralien und Vitamine – zusammenmischen und hätten doch kein Leben. Der Energiefunke, unsere Lebenskraft und unser unentbehrlicher Geist haben nichts mit unserer Chemie zu tun. Leben kann erst beginnen, wenn der göttliche Funke in der Form Zuflucht findet."[23] Warum beeinflussen diese Erkenntnisse nicht endlich das medizinische Weltbild? Treffen sie auf Ängste, mit einer neuen Weltsicht konfrontiert zu sein, die nicht mehr auf der Machbarkeit aufbaut? Wird die 'Göttlichkeit' der „Halbgötter in Weiß" infrage gestellt, wenn sie, angesichts der ungeheuren Dimension geistig-seelischen Lebens, bekennen müssen, viele Fragen nicht beantworten zu können? Die Unwilligkeit zur Veränderung hat immer mit Angst zu tun. Das mag mit gesellschaftlicher Angst verknüpft sein, wenn Mediziner unter vier Augen längst ein anderes Menschenbild eingestehen als jenes, was sie in ihren Kliniken oder im Hörsaal öffentlich vertreten. Es mag aber auch mit der Grundangst vor Transzendenz zusammenhängen. In zahllosen Gesprächen und Veranstaltungen ragen immer zwei Gruppen heraus, bei denen die „Transzendenz-Angst" ganz offensichtlich ist – Mediziner und Juristen. Kann ein besonders ausgeprägter Intellekt ein Hindernis sein, um eine

22 Vgl. dazu: Hans-Peter Dürr, Es gibt keine Materie, Amerang 2013
23 Sondra Barrett, Das geheime Wissen unserer Zellen, München 2014, S. 39

diesen übergreifende Existenzebene anzuerkennen? Vielleicht weisen spirituelle Lehrer deswegen immer wieder darauf hin, dass es einen entscheidenden Unterschied zwischen Intellekt und Intelligenz gibt.

Ohne eine neue Synthese wird die Menschheit die epochalen Herausforderungen der Zukunft nicht meistern können, weder im Heilungsbereich noch auf anderen gesellschaftlichen Feldern. „Ein neues Bewusstsein ist nur dann möglich, wenn der religiöse Geist und das naturwissenschaftliche Denken Teil der gleichen Strömung des Bewusstseins werden."[24] Nicht ein Mehr an Technik wird zu einem Mehr an Gesundheit führen, sondern nur ein Mehr an Bewusstwerdung!

Das Ego und das höhere Selbst

Wie im Kleinen so im Großen – lautet eine alte hermetische Weisheit. Umgesetzt auf das Gebiet der Heilung bedeutet dies: Nur wenn der Einzelne sich ändert, ändert sich auch das Ganze. Solange der Patient seinen Körper, und sei es auch nur aus Gedankenlosigkeit, ebenfalls als Maschine betrachtet, wird das aktuelle Paradigma erhalten bleiben. Wer von seinem Hausarzt die *schnelle Pille* einfordert, um wieder reibungslos funktionieren zu können, der trägt dazu bei, das bestehende System zu stabilisieren. Das Ego wird immer darauf beharren, diesen Weg einzuschlagen. Das Ego, das sich mit dem Status Quo wunderbar eingerichtet hat,

24 Pupul Jayakar, Krishnamurti, Freiburg 1988, S. 238 f.

zeigt keinerlei Initiative, um Veränderungen herbeizuführen und eine neue Dimension zu betreten. Das ist auch verständlich, denn das Ego würde in diesem Prozess überwunden und aufgelöst. Es setzt deshalb schlau alle seine Möglichkeiten ein, um eine innere Transformation zu verhindern. Jede echte spirituelle Tradition weist daher immer wieder darauf hin, dass ein geistiges Erwachen stets mit der Überwindung des Egos einhergehen muss. Auf dem Weg zum Universellen Heilungsfeld muss daher dieser Schritt natürlicherweise ebenfalls vollzogen werden. Das Ego, mit seinem reflexartigen Wunsch, ganz schnell wieder gesund zu werden, wird keinerlei Bemühungen unternehmen, um die Krankheit nach ihrer Botschaft zu hinterfragen. Das Ego lehnt jede höhere Dimension grundsätzlich ab. Manche Diskussionsrunden, sei es an Universitäten oder in den Medien, können geradezu als Lehrstück zum Thema „aufgeblasenes Ego“ dienen.

Heilung, nachhaltige Heilung verlangt nach Demut. Nach der Demut des Heilers *und* nach der Demut des Patienten. Diese findet niemals im Ego, sondern nur in dem, was in der spirituellen Terminologie das „Höhere Selbst“ genannt wird.[25] Je mehr der Einzelne sich mit diesem höheren Aspekt, seinem eigentlichen Wesenskern, verbindet, desto mehr Segensreiches fließt ihm aus dieser Dimension zu. Auch in der Molekularbiologie ist dieses Geschehen inzwischen erkannt worden: „Unsere Emotionen und unser Verhalten prägen unser Gehirn, indem sie das Entstehen von Nervenverbindungen anregen, die entweder alte Muster verstärken oder neue initiieren. Wie eine Straße verbreitert wird, wenn der Verkehr zunimmt, so steigt auch die Zahl der Neuronen, die

25 Vgl. dazu: Charles W. Leadbeater, Das höhere Selbst, Grafing 2015

unser Körper braucht, um die Informationen zu senden, wenn wir einem Thema *mehr* Gedanken widmen oder eine Handlung *häufiger* ausführen. Genau wie unsere Muskeln durch mehr Training dicker werden, so nimmt auch der Umfang der Neuronenbündel zu, wenn die entsprechenden Bahnen zunehmend benutzt werden. Daher verstärken die Gedanken, die wir denken – die *Qualität unseres Bewusstseins* –, den Informationsfluss entlang unserer Nervenbahnen."[26] Auf dieser Bahn werden also gewissermaßen die „Überzeugungen zu Fleisch", wie Dawson Church dieses Zitat abschließend zusammenfasst.

Der Weg zum Universellen Heilungsfeld ist ein Prozess, ein langer Prozess. Es ist ein Weg von der Vorstellung vom Körper als Maschine hin zu der Überzeugung vom Körper als einer geistigen Manifestation in physischer Form. Es ist die Verwandlung vom Ego zum höheren Selbst. Das Ego richtet sich gegen den Strom und kämpft, während das wahre Ich (das höhere Selbst) im Einklang mit allen Gesetzen schwingt und in harmonischer Einheit lebt. So stellt es Renée Bonanomi fest, um dann folgende Perspektive aufzuzeigen: „Bei der Heilung ist es von entscheidender Bedeutung, die Bindungen zu erkennen, die das wahre Ich, das unsterbliche Individuum, von seinem eigentlichen Wesenskern fernhalten. Das Ego kann diesen Prozess nicht leisten, weil es sich gerade von den Bindungen ernährt und sie daher zum Überleben benötigt. Das wahre Ich dagegen ist immer aktiv, auch wenn es in der Regel noch vom Ego überschattet und dadurch eingeschränkt wird."[27] Dieser individuelle Prozess reflektiert das Gesamtgeschehen: *Wie innen so außen!* Wenn sich im Individuum der Einfluss

26 Dawson Church, Die neue Medizin des Bewusstseins, Kirchzarten 2013, S. 24
27 Bonamomi / Michel, Heilung geschieht im Jetzt, a.a.O., S. 31 u. 37

des höheren Selbst gegenüber dem Ego durchsetzt, werden wir diese Veränderung auch in der Gesellschaft erleben.

Diagnose und Prognose

In einem Buch über Placebo-Forschung stellt die Amerikanerin Lolette Kuby die provokante Frage: „Wenn ein Placebo dich gesund machen konnte, was hat dich dann krank gemacht?"[28]

Man sollte diese Frage auf sich wirken lassen! Wenn man zudem berücksichtigt, welche immense Bedeutung der Placebo-Quote in der heutigen Pharma-Forschung zukommt, dann scheint die ungeheure Dimension dieser Frage auf. Wenn das scheinbare „Nichts" so etwas Dramatisches wie Heilung auslösen kann, dann sollte man meinen, es müssten doch alle Hebel in Bewegung gesetzt werden, um dieses Nichts zu untersuchen. Doch es geschieht – nichts! Im Jahr 2010 veröffentlichte die deutsche „Bundesärztekammer" eine 200-seitige Studie über „Placebo in der Medizin", nach deren Lektüre sich der interessierte Leser verwundert fragt, wer denn „dieser Herr Placebo" ist, der offensichtlich über so wunderbare Heilkräfte verfügt. Nicht im Ansatz wagt man es, zwischen „Placebo" und „Geist" ein Gleichheitszeichen zu setzen. Doch was anderes soll es sein, das im sogenannten „Placebo-Effekt" zum Ausdruck kommt? Und wenn man nun die Frage von Lolette Kuby noch einmal heranzieht, dann kann doch die Antwort auch auf ihre Frage nur lauten: Der eigene Geist, das eigene Denken und Fühlen!

---

28 Manfred Poser, Der Placebo-Effekt, Amerang 2015, S. 167

Wenn diese Kausalität endlich anerkannt wird, dann müsste dies ein radikales Umdenken einleiten, was Diagnose und Prognose anbelangt. Die Beziehung zwischen Arzt und Patient im intimen Bereich des Behandlungszimmers kann in ihrer psychologischen Bedeutsamkeit gar nicht hoch genug veranschlagt werden. Wenn eine 33-jährige Mutter mit einem Knoten in der Brust oder ein 55-jähriger Mann mit Prostata-Beschwerden vor der untersuchenden Ärztin, dem behandelnden Arzt sitzen und mit ungeheurer Anspannung auf die Diagnosen warten, die über ihr Leben entscheiden können, dann müssen alle Beteiligten sich absolut im Klaren darüber sein, dass hier ein Austausch von Geist zu Geist stattfindet. Jedes Wort, jede Geste ist von entscheidender Bedeutung! Wer als Arzt oder Ärztin in diesem schicksalhaften Moment eine terminale Aussage trifft („Sie haben noch sechs Monate zu leben!"), begeht ein Verbrechen gegen die Menschlichkeit! Das mag vielleicht etwas hart klingen; trifft aber exakt den Kern der Situation. Die Aussage über eine mögliche Heilungschance oder vor allem die gegenteilige Feststellung besitzt in der Praxis-Situation gleichsam magischen Charakter. Jede Silbe dringt in die Seele des Patienten ein und wirkt dort mit äußerster Nachhaltigkeit weiter, wenn dieser die Praxis verlassen hat. Man könnte hier die zugegebenermaßen nicht belegbare Hypothese aufstellen: Millionen Menschen könnten noch länger gelebt haben, wenn sie bei einer schweren Erkrankung eine ermutigende Aussage mit auf den Weg bekommen hätten. Vielleicht darf man daher zur Verdeutlichung dieses Geschehens auch in einem Sachbuch ein persönliches Erlebnis einfügen.

Als 12-jähriger Junge, dessen Leben neben ein wenig Gymnasium hauptsächlich darin bestand, Fußball zu spielen und Leichtath-

letik zu betreiben, klagte ich immer wieder einmal über Rückenschmerzen. Ich war in dieser Zeit sehr schnell gewachsen, und meine besorgten Eltern schickten mich in Hannover zu einem berühmten Orthopäden, der als eine der größten Koryphäen Norddeutschlands galt. Wollen wir ihn, den Rat Chilons „De mortuis nihil nisi bene" befolgend, hier Prof. L. nennen. Der gute Professor ist längst verstorben; aber sein Ruf soll hier nicht beschädigt werden.

Prof. L. gehörte eher zu den barschen Vertretern seiner Zunft, der seine Patienten nicht unbedingt zartfühlend behandelte. Nach allen Röntgen-Aufnahmen und nach Abschluss der intensiven Untersuchung saß ich diesem Respekt gebietenden Mann hinter seinem Schreibtisch gegenüber. Er schaute noch einmal sorgfältig auf die Röntgenbilder, um dann, mich über seine Brille anblickend, die bedeutungsschweren Worte zu sprechen: „Du hast Morbus Scheuermann; und ich muss Dir sagen, dass Du mit 30 im Rollstuhl sitzen wirst."

Nun hatte ich natürlich keinen blassen Schimmer, was das für ein Morbus war, verstand aber im zweiten Jahr Latein immerhin, dass es eine Krankheit, eine offensichtlich schwere Krankheit sein musste.

Ich bekam dann noch ein Korsett und ein Gipsbett angepasst und ging nach Stunden in der Praxis völlig erschlagen nach Hause.

Rückblickend weiß ich nicht mehr genau, wie viele Monate ich benötigte, um das Korsett abzuschnallen und das Gipsbett auf dem Dachboden abzustellen. Aber ich weiß noch sehr genau, wie ich innerlich mit all meiner Kraft schrie: „Und ich werde dir beweisen, dass du Unrecht hast!"

Möglicherweise lebte Prof. L. schon nicht mehr, als ich 30 wurde. Zudem wohnte ich damals in München und nicht mehr in

Hannover, so dass ich nicht zu meinem „Trotz-Besuch" in seiner Praxis kam. Inzwischen habe ich seine „Rollstuhl-Prophezeiung" seit mehr als 32 Jahren falsifiziert.

Prof. L. hatte keinen „medizinischen Fehler" begangen. Seine Diagnose war absolut zutreffend; und ich habe tatsächlich immer wieder Probleme im Lendenwirbelbereich und an der Halswirbelsäule. Nur seine Prophezeiung (es war keine Prognose mehr!) war vollkommen falsch, absolut unverantwortlich und, aus spiritueller Sicht betrachtet, ein eklatanter Verstoß gegen ein geistiges Gesetz.

Beispiele dieser und ähnlicher Art ließen sich natürlich ohne Zahl bringen. Zum Glück auch entsprechende Gegenbeispiele, in denen die ärztliche Ermutigung entscheidend zur Heilung beitrug. Heute wissen wir, nicht nur aus der Psychosomatik, welchen tiefgreifenden Einfluss Gefühle, Gedanken oder gesprochene Worte bis auf die Zellebene haben. Die inneren emotionalen und mentalen Prozesse spielen eine herausragende Rolle im Heilungsgeschehen. Man hat beispielsweise bei Missbrauchsopfern festgestellt, dass schon eine nachhaltige Verbesserung eintrat, wenn diese nur, unsichtbar für einen Zweiten, ihre Gefühle, Schmerzen, Verletzungen oder Anklagen auf ein Blatt Papier schrieben und dieses anschließend verbrannten. Das Niederschreiben war gleichsam ein therapeutischer Akt, eine wirksame Katharsis.

Eine gute Diagnose ist wertvoll und selbstverständlich in jeder Hinsicht sinnvoll. Es darf hier nicht das Missverständnis entstehen, als ginge es darum, den Kopf in den Sand zu stecken und alle Symptome des Körpers, die ja, wie festgestellt, Botschaften darstellen, zu verdrängen. Jedes Verdrängen führt nur dazu, dass das Verdrängte sich anderer Stelle, meist noch deutlicher, erneut zeigt. Es geht nicht um Verdrängen, sondern um bewusstes Anschauen, dem ein bewusstes Auseinandersetzen folgen sollte. Wenn die ärztliche Diagnose nur zum „Benennen" der Krankheit führt, ist nichts gewonnen. Die Diagnose muss der erste Schritt auf dem Weg nach innen sein, um vom Nicht-Wissen (Krankheit) zum Wissen (Heilung) zu gelangen. Auf diesem Weg sind viele Handlungen möglich, von der grünen Pille, der großen Spritze bis hin zum Handauflegen. „Gottes Liebe heilt durch jeden Kanal", hat einmal ein weiser Indianer gesagt. Hier darf es keine Vorurteile oder ein fanatisches Ablehnen jeglichen Medizinbetriebes geben. Alles kann hilfreich sein – wenn es zum inneren Erwachen und zur Umkehr führt.

Langfristig betrachtet, wird es einst dazu kommen, dass jedes therapeutische Vorgehen auf eine Verbindung zum Universellen Heilungsfeld ausgerichtet ist. Dann werden jene berühmten Worte des großen Hippokrates wieder in Erinnerung kommen: „Medicus curat, natura sanat." Aus heutiger Erkenntnis betrachtet, ist das, was Hippokrates die „Natura" nannte, nichts anderes als das Universelle Heilungsfeld.

Ein neuer Mensch reift heran

Wenn man in deutscher Sprache von einem „neuen Menschen" schreibt, muss man außerordentlich achtsam sein, um nicht sofort verdächtigt zu werden, einer bestimmten Ideologie anzuhängen. Daher gilt es, deutlich zum Ausdruck zu bringen, dass es im Zusammenhang mit dem Universellen Heilungsfeld nicht um einen „Übermenschen“ im Sinne Nietzsches geht, um einen titanischen Rebellen gegen die göttliche Ordnung, auch nicht um die naive Figur eines „Superman“, sondern um einen Integralen Menschen im Sinne von Sri Aurobindo oder Jean Gebser. Es geht um den „Menschen der Zukunft“ im Geiste Krishnamurtis, der jenseits der Grenzen von Rasse oder Religion lebt.[29]

Dieser Mensch wird unabhängig, selbstbestimmt und geistig vollkommen frei sein. Das ist an und für sich noch nichts Besonderes, sondern eigentlich nur eine Vorstufe, eine Grundvoraussetzung zu wahrem Menschsein. Dieser Grundvoraussetzung bedarf es allerdings, um sich schrittweise dem Universellen Heilungsfeld anzunähern. Solange ein Mensch bestimmten gesellschaftlichen Überlieferungen und Vorurteilen oder gar religiösen Dogmen unterliegt, werden diese Bindungen einen Zugang zum Heilungsfeld verhindern. Vollkommene innere Freiheit ist unverzichtbar, um sich eine neue Dimension des Menschseins zu erschließen. Ob diese Dimension dann mit einem Namen wie „integral“ oder „supramental“ versehen wird, ist für jene, die sie verwirklicht haben, absolut bedeutungslos. Nur diejenigen, die noch „von unten nach oben“ blicken, versuchen, eine Verständnispyramide zu konstruieren. Vielleicht ist dieses Vorgehen auch zutiefst menschlich, weil es dem Wunsch zu verstehen entspricht.

29 Vgl. dazu: Sri Aurobindo, Das Göttliche Leben (3 Bd.), Grafing 2016 / Jean Gebser, Ursprung und Gegenwart, Schaffhausen 1978 / Peter Michel, Krishnamurti, Ein Mensch der Zukunft, Grafing 2007

Schaut man in die Geschichte, so wird man allerdings mit Schrecken feststellen, dass gerade jene Pioniere, die diesen geistigen Fortschritt der Menschheit mit Einsatz ihres Lebens vorangetrieben haben, jeden erdenklichen Widerstand zu spüren bekamen. Wird sich dies auf dem Weg zum Universellen Heilungsfeld, das ja einzig und allein der Heilung der Menschheit dienen soll, möglicherweise ändern? Es spricht wenig dafür. Harald Wallach, der als Professor eine Forschungsgruppe für Komplementärmedizin und Naturheilkunde an der Universität Freiburg leitete und heute an der Europa-Universität Viadrina in Frankfurt/Oder lehrt, meldet aufgrund seiner Forschungen erhebliche Zweifel an: „Wenn wir ein Szenario entwickeln, in dem Menschen durch gesund erhaltende Ernährung selbst Verantwortung für ihre Gesundheit übernehmen und dadurch die Wahrscheinlichkeit reduzieren, an einer jener gefürchteten und sehr teuren Zivilisationskrankheiten zu erkranken, dann sehen wir sehr rasch: Das kann nicht in aller Interesse sein. Es ist in jedem Fall nicht im Interesse der Pharmabranche und der Lebensmittelbranche, und es ist eigentlich auch nicht im Interesse des medizinischen Versorgungsapparates. Denn der lebt ja schließlich davon, dass er Kranke behandelt, nicht davon, dass er Gesunde durchs Leben begleitet. Wir erkennen also: Ein gesunder, auf Selbstverantwortung begründeter Lebensstil greift tief in die Interessen derer ein, die mit dem momentanen Modell verdienen."[30] Diese Mahnung muss äußerst ernst genommen werden! Es ist keinesfalls so, dass der „medizinische Versorgungsapparat" ein Interesse daran hat, die Menschheit auf die Existenz eines Universellen Heilungsfeldes aufmerksam zu machen. Ganz im Gegenteil! Die Mediziner- und Pharma-Lobby

30 Harald Wallach, Weg mit den Pillen!, München 2011, S. 161

wird alles unternehmen, um ein solches Erwachen zu einem neuen Bewusstsein im Bereich der Heilung zu diskreditieren und zu unterbinden. Jeder, der sich als Befürworter und Unterstützer dieses neuen Denkens zu erkennen gibt, muss, sofern er im orthodoxen Heilungsbetrieb arbeitet, mit erheblichen Schwierigkeiten in seinem Beruf rechnen. Diejenigen, die als Privatpersonen dieses neue Weltbild unterstützen, wird man belächeln und als leichtgläubig abqualifizieren. Es wird also Mut verlangen, sich auf den Weg zum Universellen Heilungsfeld zu begeben!

Wenn Sie unsicher sind, wer er ein Partner auf diesem PFAD ist und wer nicht, so werden Sie dies an wenigen Einzelheiten erkennen:

1. Ein echter Arzt oder Heiler wird immer sagen, dass er nur ein Werkzeug ist.
2. Ein echter Arzt oder Heiler wird demütig und dankbar sein.
3. Ein echter Arzt oder Heiler wird ein bescheidenes Honorar nehmen.
4. Ein echter Arzt oder Heiler wird eine innere Verbundenheit mit dem GEIST ausstrahlen.

Das, worum es geht, lässt sich nicht treffender zusammenfassen, als es Renée Bonanomi mit den folgenden zwei Sätzen getan hat: „Für einen Heiler zählt allein – an der Quelle zu sein, über die Intuition mit der höheren Intelligenz verbunden zu bleiben. Das, was heilt, ist die absolute Intelligenz in einem einzelnen Menschen.“[31]

31 Bonanomi / Michel, Wie Heilung ohne Heiler geschieht, Grafing 2013, S. 92 f.

3.

Von der Angst zum Vertrauen

Niemand ist in der Lage, eine genaue Zahl vorzulegen, doch jeder Mensch kann durch eine einfache Beobachtung in seinem eigenen Leben und in seinem persönlichen Umfeld zweifelsfrei feststellen: In den allermeisten Fällen erwiesen sich Sorgen und Ängste als vollkommen unbegründet! Das, worum man sich sorgte oder vor dem man sich ängstigte – trat nicht ein. Vor allem zwei Angst-Bereiche lassen sich klar ausmachen und beschreiben: Die Angst um jene, die man liebt; und die Angst um die eigene Gesundheit. Letztere soll hier genauer untersucht werden.

Wenn man einmal die mediale Landschaft im Hinblick auf das Thema Gesundheit durchforscht, drängt sich praktisch umgehend ein unbehaglicher Eindruck auf. Nahezu 95% aller Artikel oder sonstiger Beiträge in Radio oder Fernsehen drehen sich um Krankheiten. Nur ein ganz geringer Prozentsatz befasst sich mit Heilungen oder gar Heilern! Es gibt seiten- oder stundenlange Berichte über Ebola, über Geflügelpest oder Rinderwahn sowie sonstige dramatisch klingende Krankheiten; aber selten Informationen über einen davon geheilten Menschen. Gilt auch hier etwa die furchtbare Gesetzmäßigkeit der medialen Wirklichkeit: „Only bad news are good news!“

Was mag das für ein menschliches Bewusstsein bedeuten, das vielleicht etwas furchtsam angelegt ist? Überall Nachrichten über Krankheiten, Epidemien und Katastrophen – und nirgendwo Berichte über Heilungen. Liest man Apotheker-Zeitungen oder auch große TV-Magazine, dann findet man zahllose Berichte darüber, an welchen Symptomen man bevorstehende Herz-Kreislauf-Erkrankungen, Alzheimer oder Parkinson erkennt, um nur einige wenige herauszugreifen. Alles wird haarklein beschrieben, und man erkennt vor dem geistigen Auge geradezu den furchtsamen Leser, die ängstliche Leserin, wie sie in sich hineinhorcht, um zu erspüren, welches der vielen Symptome vielleicht für sie zutrifft.

Alle diese Artikel und Beiträge mögen mit guter Absicht verfasst worden sein, in Wirklichkeit jedoch betreiben sie: Innenweltverschmutzung! Sie alle rücken die Angst vor der Krankheit in den Mittelpunkt, nicht die Hoffnung auf Heilung. Genau darauf sollte eine Gesellschaft jedoch ihr Augenmerk richten. Wenn jedoch, wie Harald Wallach im vorstehenden Kapitel ausführte, große Kreise der Wirtschaft von genau diesen Ängsten profitieren, dann darf eine Veränderung nicht aus den Reihen der „Gesundheitsindustrie“ erwartet werden.

Die drei Ebenen (Körper – Gefühle – Gedanken)

Es lässt sich nicht genau sagen, wie viele Menschen aufgrund von Ängsten, Stimmungsschwankungen oder Depressionen Psychopharmaka oder Antidepressiva nehmen. Es sind Millionen! Sie alle schlucken rote, gelbe oder grüne Pillen, ohne auch nur ernsthaft zu prüfen, wie wirksam diese tatsächlich sind. Es gibt zahllose Forschungen und Meta-Analysen, die klare Hinweise dafür liefern, dass drei Viertel der verschriebenen Medikamente nur auf den „Placebo-Effekt“ zurückzuführen sind. Was in Wahrheit bedeutet: Nur wer die grüne Pille mit der Überzeugung nahm, sie werde zu einer Stimmungsaufhellung beitragen, bei dem bewirkte sie auch genau dies!

Wir treffen auf die klassische Trinität von körperlichen Beschwerden, die ein Gefühl von Unwohlsein auslösen, das wiederum zu der Maßnahme veranlasst, etwas dagegen zu tun – die grüne Pille! Wer macht sich die Mühe, einmal einen Gedanken darauf zu verwenden, ob die Reihenfolge nicht umgekehrt werden müsste? Weil die Gedankenwelt durcheinander und aus der (göttlichen) Ordnung geraten ist, entsteht ein Gefühl der Verlorenheit, des Unglücklichseins und der Einsamkeit – und daraus entwickelt sich ein körperliches Symptom. Der moderne Medizinbetrieb in Zusammenarbeit mit der Pharmaindustrie hat die Pyramide auf den Kopf gestellt. Die Ursache ist dadurch völlig aus dem Gesichtsfeld geraten und wird durch die bunten Pillen so verdeckt, dass sie letztlich als gar nicht mehr existent erscheint. Es gleicht der berühmten „Vogel-Strauß-Politik“, nur dass der Vogel den Kopf nicht mehr in den Sand, sondern in den Pillenberg steckt.

Um sich von der Beeinflussung des „Krankheitsfeldes“ zu befreien, wäre es hilfreich, sich ins Bewusstsein zu rufen, dass der Mensch aus verschiedenen Aspekten besteht, die unterschiedlichen Einfluss auf sein Leben haben. In der spirituellen Literatur unterscheidet man neben dem physischen einen Äther-, einen As tral- und einen Mentalkörper.[32] Während ersterer die unmittelbaren Einflüsse aus der Umgebung auf die physische Hülle steuert, hat der Astralkörper mit den Gefühlen und der Mentalkörper mit den Gedanken zu tun. Der Volksmund kennt diesen Einfluss gut, wenn er etwa davon spricht, jemand möge einem doch „gute Gedanken senden", weil man erkrankt sei oder eine schwierige Prüfung zu bestehen habe. Dieser Aussage liegt ein reales Geschehen zugrunde. Gedanken sind Kräfte und können zum Guten oder zum Schlechten beeinflussen. Der englische Forscher Arthur Powell hat diese Zusammenhänge in seinem brillanten Buch „Der Mentalkörper" detailliert beschrieben.

„So berühren sich die Menschen ständig durch ihre Gedanken, die sie zum größten Teil ohne eindeutige Absicht aussenden. Die öffentliche Meinung kommt weitgehend auf diese Weise zustande; zum größten Teil *ist* die öffentliche Meinung Gedankenübertragung. Die meisten Menschen denken in bestimmten Bahnen, nicht weil sie sorgfältig über etwas nachgedacht haben, sondern weil viele in diesen Bahnen denken und andere mit sich ziehen. Der starke Gedanke eines kraftvollen Denkers geht in die mentale Welt und wird von empfänglichen Geistern, die auf ihn ansprechen, aufgenommen. Sie reproduzieren seine Schwingungen, verstärken den Gedanken und tragen so dazu bei, dass andere berührt werden. Nach und nach werden die Gedanken immer stärker und beeinflussen schließlich eine große Zahl von Menschen."[33]

32 Vgl. dazu: Arthur E. Powell, Ätherkörper / Astralkörper /Mentalkörper, Grafing 2002

33 Ders., Der Mentalkörper, Grafing 2003, S. 94

Wenn man einmal die Bereitschaft aufbringen mag, diese Ausführungen für zutreffend zu halten, dann wird auf den ersten Blick ersichtlich, wie es möglich ist, dass in einem Land gleichsam eine Art Hysterie ausbricht, um sich gegen irgendeine möglicherweise ansteckende Krankheit impfen zu lassen. Die Fernsehbilder in Europa oder in den USA haben dies in den vergangenen Jahren auf vollendete Weise bewerkstelligt.

Doch es muss nicht immer die flächendeckende 'Panik' sein; es genügt bereits die besorgte Aussage des Lebenspartners, Nachbarn oder Kollegen: „Du siehst aber heute blass aus. Fühlst Du Dich nicht wohl?“ „Was ist das denn für ein schwarzer Fleck auf Deiner Haut? Hast Du mal untersuchen lassen, ob der bösartig ist?“ „Du warst noch nicht zur Darmkrebs-/Prostata-Vorsorgeuntersuchung? Ist das nicht leichtfertig?“ „Du wirkst in letzter Zeit nicht mehr so dynamisch. Hast Du mal Deine Blutwerte untersuchen lassen?“

Sind das nicht alles gut gemeinte, fürsorgliche Ratschläge oder Fragen? Vielleicht. Aber hat jemand um diese Fragen gebeten? Jede solcher Fragen oder besorgten Aussagen stellt eine Kraft dar – nicht gerade eine positive. Alle Worte, selbst alle Gedanken, die aus Sorgen gespeist werden, befördern, mal stärker mal weniger stark, die Angst. Die Angst wiederum verhindert den Zugang zum Universellen Heilungsfeld.

Was ist Angst?

Wenn man sich mit dem Thema „Angst“ befassen will, bietet es sich an, einen Blick auf die Etymologie zu werfen: Aus dem lateinischen *angustus* leitet sich das althochdeutsche *Angust* und das mittelhochdeutsche *Angest* ab, das schon ganz nahe an dem heutigen Wort liegt. In allen Ableitungen blieb die ursprüngliche „Enge“ erhalten. Angst macht eng. Die Angst *schnürt die Kehle zu.* Wenn im Zusammenhang mit Heilung von einer Bewusstseins*erweiterung* die Rede ist, so stellt die Bewusstseins*verengung* den Gegenpol dar. Der Weg zum Universellen Heilungsfeld führt also über die Überwindung der Angst. Dies scheint vor allem in Deutschland ein Thema zu sein, da Deutschland unseres Wissens das einzige Land auf der Erde ist, das eine eigene Angst hat: *The German Angst!* Ein unglaublicher Sachverhalt!

Angst ist in vielen Aspekten irrational, vor allem wenn es um diffuse Befürchtungen oder bestimmte Krankheits- beziehungsweise Ansteckungsängste geht. Angst ist nur da in einer gewissen Hinsicht sinnvoll, wo es sich etwa um Risikosportarten oder um Hochgeschwindigkeits-Rekorde handelt. Und natürlich in allen Kriegssituationen. Da mag eine nachvollziehbare Überlebensangst lebensrettend wirken.

Alle psychologischen Ängste, die aus der Kindheit, aus früheren Inkarnationen oder von tragischen Unglücksfällen herrühren, lassen sich durch Achtsamkeit und heilende Unterstützung überwinden. Sie haben sich in den verschiedenen Körpern des

Menschen verankert, so dass erfahrene Therapeuten sogar vom „Angstkörper“ sprechen.[34] In dieser geistig-seelischen Struktur speichert das Ego sämtliche negativen Erfahrungen und prägt sie sogar dem Zellbewusstsein ein. Auch bei Untersuchungen des menschlichen Schweißes lassen sich „Angst-Hormone“ nachweisen. Angst riecht schlecht!

Angst kennt vor allem einen großen Feind: Offene Konfrontation! Daher wies auch Krishnamurti immer wieder darauf hin, der Angst nicht auszuweichen. Einer Freundin schrieb er: „Angst ist zerstörerisch und pervertiert jegliche Wahrnehmung. Sie täuscht uns, trübt das Bewusstsein und nimmt uns unsere Würde. Untersuche die Angst – schaue ihr offen ins Gesicht. Versuche nicht, Ausreden zu finden. Gehe total hinein. Mache Dir alle Formen Deiner Angst bewusst und wasche sie hinweg. Lasse sie nicht eine Minute länger ihr zerstörerisches Werk tun. Unschuld kann nicht existieren, wo Angst, Eifersucht und Verhaftung herrschen. Sei Dir dessen zutiefst bewusst.“[35]

Angst ist nicht auf ihrer eigenen Ebene zu überwinden, da sie mit Zeit, auch mit Lebenszeit in Verbindung steht: Daher die Angst vor dem Tod; die Angst vor dem Nichts. Die Zeit wird zum Handlanger der Angst. Die Angst zu besiegen, bedeutet daher auch, die Zeit zu überwinden. „Denken ist Zeit, und Denken ist Angst.“[36] Zeit und Denken bilden die Wurzeln der Angst. Daher bezeugen alle Menschen, die eine Nahtod-Erfahrung durchlebt haben, sie hätten die Zeit hinter sich gelassen und seien in die Ewigkeit ein-

34 Vgl. dazu: Falk Mieschendahl, HumanFlow, Amerang 2016
35 Jayakar, a.a.O., S. 236
36 Krishnamurti, Dem Leben begegnen, München 2000, S. 199

getreten. Dort hätten sie auch die Angst vor dem Tod, die Angst an sich, für immer zurückgelassen.

In letzter Konsequenz ist die Angst vor dem Tod untrennbar verbunden mit der Angst vor Krankheit und Leiden. Soll dieses Angstpaar überwunden werden, muss also, durch Gebet oder Meditation, eine Berührung mit der zeitfreien Transzendenz erfolgen. Nur derjenige, welcher bei klarem Bewusstsein den Saum der Ewigkeit berührt hat, wird für immer von der Angst befreit sein. Dies mag, als Hürde auf dem Weg zum Universellen Heilungsfeld, abschreckend wirken – doch es gibt Zwischenschritte. Jede kleine Angst, vor Spinnen, vor Schlangen oder vor dem Versagen, die überwunden wird, bedeutet einen Fortschritt auf dem Pfad, der unumkehrbar ist.

Das Angst-Feld

Man sollte das globale Angst-Feld nicht unterschätzen. Eine nur intellektuelle Auseinandersetzung mit ihm wird es nicht auflösen und seine Wurzeln nicht durchtrennen. Nur wenn die Gedanken zum Schweigen gebracht werden, wird das Ego überlistet und die Stille des Geistes verwirklicht. In dieser Stille wird wahre Freiheit geboren. Eine Freiheit, die keinerlei Abhängigkeiten von weltlichen Einflüssen mehr kennt. Religiöser, dogmatischer Druck, gesellschaftliche oder familiäre Zwänge, der sinnlose Ehrgeiz, unbedingt erfolgreich zu sein, oder die Angst vor irgendwelchen Autoritäten – sie alle werden von dieser inneren Freiheit überwunden.

Diese radikale innere Freiheit ist auch ein entscheidender Baustein für jene Brücke, die zum Heilungsfeld führt. Solange noch irgendein anderer Mensch oder eine anonyme gesellschaftliche Kraft Einfluss auf den Suchenden ausübt, kann er nicht ungehindert voranschreiten. Eine Last hängt an seinen Füßen und hindert ihn am Ausschreiten.

Bedauerlicherweise werden diese Lasten manchmal nicht bemerkt, weil sie aus falsch verstandener Liebe geschnürt werden. Mütter und Väter, die ihre Kinder mit einem permanenten „Sorgenfeld“ umgeben, tragen viel dazu bei, dass sich diese „Sorgen“ eines Tages verwirklichen. Gleiches gilt auch in Partnerschaften: Die anscheinend *aus Liebe* geborenen Sorgen um das geliebte Du erweisen sich als wahre geistige Pflastersteine, die den Anderen am freien Gehen hindern. Wie kann ich einerseits der vollkommenen Liebe des Absoluten Geistes vertrauen und mir andererseits ständig Sorgen um meine geliebten Menschen machen. Beides geht nicht zusammen. Vollkommenes Vertrauen und ständige Ängstlichkeit schließen einander aus!

Sorgen und Ängste lösen mehr Krankheiten aus als alle anderen menschlichen Charakterzüge, den Hass vielleicht einmal ausgenommen. Sorgen und Ängste bilden ein Feld – das sowohl dem Aussender als auch dem Empfänger schadet!

Was ist Vertrauen?

Im Wort Vertrauen steckt das *trauen*, das sich vom mittelhochdeutschen *triuwe* herleitet. In diesem Wortstamm steckt auch Treue und im weiteren Sinne der Glaube. Es geht um das Vertrauen in oder das Vertrauen auf eine höhere Macht. Wir befinden uns erneut im Umfeld von „Dein Glaube hat Dir geholfen“. Im Zusammenhang mit dem Thema Angst geht es allerdings nicht um den Glauben im konkreten Sinne, wie etwa im Fall des Glaubens an die Heilkräfte Jesu im Neuen Testament, sondern es geht um den Gegenpol zur Angst.

Vertrauen oder gar Anvertrauen überwindet Ängste und bildet den Nährboden, um sich einer höheren Wirklichkeit, wie dem Universellen Heilungsfeld, anzunähern. Es geht um eine veränderte Geisteshaltung. In einer noch magisch geprägten Kultur versuchte man, sich dieses Vertrauen noch durch äußere Hilfsmittel anzueignen, etwa durch die Tradition der „Ess-Zettel“. Man schrieb bestimmte Botschaften oder auch Bibelverse auf einen Zettel, den man dann entweder aß oder in ein Wasserglas tauchte, um dieses dann, mit der darin enthaltenen Botschaft, zu trinken. Dies war ein frühes Beispiel für die Nutzung des Placebo-Effektes; denn natürlich handelte es sich nur um eine Beeinflussung des eigenen Denkens.

Die begrenzte Wirksamkeit dieses Vorgehens bei Menschen, die innerlich bereits erwacht sind, zeigt sich schon im Beschreiben des Vorganges als solchem. In dem Moment, da ich das Geschehen geistig durchschaue, hebe ich seine Wirksamkeit auf. Der „Ess-Zettel“ kann nur funktionieren, wenn er in einem Zustand von Naivität zu sich genommen wird. Er gehört nicht zur angestrebten Ebene der Supra-Rationalität, sondern spielt sich im Sub-Rationalen ab. Wirkliches Vertrauen muss jedoch die Ebene des Rationalen nach oben überwinden, nicht nach unten unterschreiten.

Das Vertrauens-Feld

Es leuchtet unmittelbar ein, dass dieses Feld schlicht und ergreifend den Gegenentwurf zum Angst-Feld darstellt. Alles, was zum Angst-Feld gesagt wurde, wird hier in sein Gegenteil verwandelt.

Das Vertrauens-Feld speist sich aus wahrer Freiheit und vollkommener Hingabe an eine höhere Wirklichkeit. Dieser Prozess ist sowohl individueller als auch universeller Natur. Jeder Mensch, der dieses Vertrauens-Feld in sich verwirklicht, verwirklicht es zugleich für das gesamte Bewusstsein aller Menschen. Larry Dossey hat in seinem brillanten Meisterwerk „One Mind“ diese Verbundenheit aller Menschen anhand zahlloser Beispiele überzeugend nachgewiesen.

Dossey bezeichnet mit „One Mind“ ein alles verbindendes Bewusstsein, in dem alles Leben geborgen ist. Wer diesen „Einen Geist“ berührt, vermag auch zu heilen. Er belegt dies anhand der Lebensgeschichte von John Graham, einem Amerikaner mit einer abenteuerlichen Biographie. Dieser erlebte einmal in der Meditation eine Erfahrung von „Ganzheit, in der alle Seelen miteinander verschmolzen“. Diese Einheitserfahrung versetzte ihn, so Dosseys Annahme, auch in die Lage, einmal einen Jungen zu heilen, der sich am heißen Auspuff eines Traktors schwere Verbrennungen zugezogen hatte. Graham war nie ein Heiler gewesen und fühlte sich auch nicht dazu berufen, als Heiler zu wirken, aber in dieser dramatischen Unglückssituation spielte das keine Rolle. Graham beschreibt sein Verhalten folgendermaßen: „Dann erinnere ich mich an ein Gefühl großer persönlicher Ruhe und Zuversicht. Ruhig bat ich die Mutter, mir den Jungen zu geben. Sie tat es, und ich legte die verbrannte Hand des Kindes zwischen meine Hände, schloss die Augen und stellte mir vor, ich sei wieder an jenem Ort im Licht. Der Junge hörte auf zu weinen. Als ich meine Hände wieder wegnahm, zeigte seine Hand keinerlei Spuren einer Verbrennung mehr."[37]

Graham empfand diese Spontanheilung als göttliches Geschenk, als eine Bestätigung seiner inneren Erfahrung. Durch sein reines Vertrauen in die Göttliche Gegenwart und ihre unbegrenzte Kraft vermochte er sich für Momente mit dem Universellen Heilungsfeld zu verbinden.

Sein Glaube – das Vertrauens-Feld – hatte ihm und seinem kleinen Patienten geholfen!

Inneres Erwachen

Der Weg vom Angst- zum Vertrauens-Feld ist kein einfacher. Wo heutzutage simple Techniken schnelle Erfolge versprechen, in „7-Tagen zum Avatar", da empfiehlt es sich, Abstand zu halten. Leider ist der ehrwürdige Begriff der „Esoterik" inzwischen so

37 Larry Dossey, One Mind, Amerang 2014, S. 233

verkommen, dass man ihn besser nicht mehr verwendet. In der Antike drückte er jedoch aus, dass nur jene in den „inneren Kreis“ einer Schule oder Akademie aufgenommen werden konnten, die innerlich intensiv an sich gearbeitet hatten. An diesem geistigen Gesetz hat sich bis heute nichts geändert. Geistige Gesetze sind unveränderlich!

Alle, die als spirituelle Lehrer eine geistige Größe erlangt haben, und alle, die sich wahrhaftig Heiler nennen können, sind durch viele Reifeprozesse hindurch geschritten – nicht wenige davon schmerzvoll. Ließe sich dieser Weg anders bewältigen, hätten Jesus, Buddha und andere ihren Schülerinnen und Schülern sicher freudigen Herzens diese „Abkürzungs-Techniken“ vermittelt. Aber es gibt sie nicht!

Der Weg zum inneren Erwachen – und über dieses zum Universellen Heilungsfeld – erfordert den Einsatz des ganzen Menschen. Nur wer sich vollständig verwandelt – oder durch Gnade eine Verwandlung erfährt – gelangt an das ZIEL. Es gibt keine Beschreibung des Weges, denn auch das Heilungsfeld ist ein „pfadloses Land“. Niemand vermag vorherzusagen, auf welche Weise das Heilungsfeld durch einen erwachten Menschen zu wirken beschließt. Harry Edwards war ein einzigartiges Individuum, Renée Bonanomi, Dora Kunz und andere waren dies ebenfalls. Das innere Erwachen löst die Individualität nicht auf; doch jeder Heiler ist eine Botschaft Gottes, dass er den Glauben an die Menschheit noch nicht verloren hat!

4.

Achtsamkeit und Loslassen

Achtsamkeit ist ein Wort, das vor allem in buddhistischen Meditations-Anleitungen häufig zu finden ist; Loslassen wiederum ist ein prominenter Begriff christlicher Askese, wenn es um das Hinter-sich-lassen der Welt und um die Hingabe an die göttliche Quelle des Lebens geht. Beide Aspekte sind bedeutsam für die innere Umwandlung, die eine Grundvoraussetzung für den Zugang zum Universellen Heilungsfeld bildet. Natürlich finden sich Mischformen davon in allen meditativen Übungswegen, doch die Schwerpunkte genügen für die nachfolgenden Ausführungen.

Will man die Botschaft seines eigenen Körpers verstehen, den Körper als Spiegel der Seele erkennen, dann bedarf es dafür einer gewissen Stille, um nach innen zu lauschen und das leise Flüstern aus einer höheren Wirklichkeit zu vernehmen. In dieser Stille, in der Versunkenheit, wird es möglich, sein altes Ego loszulassen und sich dem Göttlichen Licht hinzugeben. Der Schweizer Peter Allmend hat in seinen Büchern sowohl über die Stille als auch über die Hingabe wegweisende Worte geschrieben.

„Wenn du achtsam in die Stille der Berge lauschst, dann spricht sie zu dir. Und glaube nicht, es sei dein inneres Wesen, welches sich offenbart – die Stille ist eine göttliche Manifestation. Es gibt Orte, nicht nur in den inneren, sondern auch in den materiellen

Welten, an denen die Stille so kraftvoll ist, dass du sie körperlich spüren kannst. An diesen Kraftplätzen ist die Stille so mächtig, dass du sie wie einen starken Windhauch verspürst in dem Augenblick, da du ihr Reich betrittst. Sie umgibt dich mit ihrem heiligen Feld und schirmt dich ab von allen negativen Einflüssen, aus welchen Sphären sie auch kommen mögen. Nichts vermag den Schutzschirm der Stille zu durchdringen. Und dann lausche auf ihre Botschaft.

Täglich einige Zeit in der Stille zu verbringen, ist unverzichtbar, um geistig und körperlich gesund zu sein. Ein Mensch, der sich nicht jeden Tag eine kurze Weile in die Stille zurückziehen kann, wird seines wahren Menschseins beraubt. Nur in der Stille vermag der Mensch der Inspiration des Allerhöchsten zu lauschen oder den lichtvollen Hauch seines Engels zu erahnen. Stille spricht – und in der Stille spricht auch etwas zum Menschen.“[38]

Interessant ist die Bemerkung, auch die Stille bilde ein „heiliges Feld“. Es wird immer deutlicher, dass wir nicht von örtlich begrenzten Kräften umgeben sind, sondern von *Feldern*, die weitreichend, räumlich und zeitlich unbegrenzt und alles Leben umfassend sind.

Über die Hingabe schreibt Peter Allmend in seinem Werk „Einfachheit“, wobei er ihre Transzendenzbezogenheit in den Vordergrund rückt.

„Hingabe ist immer spontan, weil sie aus der unerwarteten, unangekündigten Begegnung mit dem HEILIGEN hervorgeht. Niemals darf sie erzwungen werden!

38 Peter Allmend, Elision, Grafing 2014, S. 74 f.

Fordert ein irdischer Lehrer Hingabe von seinen Schülern, so ist es an der Zeit, ihn umgehend zu verlassen. Kein wirklich Erwachter besäße den Hochmut, seine ihm Anvertrauten zur Hingabe an seine sterbliche, vergängliche Person zu nötigen. Erfolgt die Hingabe nicht aus der Spontaneität der Liebe, so sollte sie unterbleiben.

Die Hingabe, wenn sie einem verkörperten Menschen gegenüber zum Ausdruck gebracht wird, gilt nie der Person, sondern dem, was durch sie an GÖTTLICHKEIT hindurchleuchtet.

Die Hingabe zeigt sich auch in der menschlichen Liebe, wo sie ein Spiegel der Großen Erfahrung sein kann. Wird im Geliebten oder in der Geliebten die Offenbarung des Göttlichen im Du erkannt, dann ist die Hingabe in der Liebe ein heiliger Akt. In diesem Moment wird das himmlische Liebeslicht geboren, das nur aus der Hingabe hervorgeht. Daher vermag die Liebe die Menschen in der Tiefe zu berühren und zu verwandeln. Sie kommt stets als Geschenk, weil sie nicht gewollt werden kann.“[39]

Alle diese Beschreibungen treffen auch auf das Heilungsgeschehen zu. Wenn über die innere Sammlung in der Stille die Hingabe erfolgt, kann Heilung spontan geschehen. Auch sie kann nicht gewollt werden, weil auch die Heilung aus dem Universellen Heilungsfeld ein Geschenk ist.

---

39 Ders., Einfachheit, Grafing 2015, S. 142 f.

Die Sprache des Körpers verstehen

Wer seinen Körper als Apparat oder als Maschine versteht, der wird ihn auch als eine solche behandeln. Da gibt es Reparaturen, Ersatzteile und Betriebsmittel. In der Sprache der modernen Pharma-Medizin heißen diese: Operationen, Transplantate und Medikamente. Viele Jahre galt dieses Modell als sakrosankt. Niemand wagte ernsthaft zu bezweifeln, dass dieses materialistische Bild vom menschlichen Körper zutreffend sei. Inzwischen sieht dies allerdings ganz anders aus.

Der Mediziner Dawson Church zitiert in einem Abschnitt seines Buches über eine „Neue Medizin" einen leitenden Manager aus der Pharmabranche, der seine eigene Zunft an den Pranger stellt. „Vielfach oder vielleicht sogar in den meisten Fällen sind die heute eingesetzten Medikamente oder vorgenommenen Operationen unangemessen. Dr. Alain Roses, Vizepräsident der Abteilung Genetik bei *Glaxo*, einer der weltweit größten Pharmafirmen, verblüffte die Medizinwelt, als er 2003 offen zugab, dass die meisten Tabletten der Firma wirkungslos seien. Die britische Zeitung *Independent* berichtete, dass Roses sagte, weniger als die Hälfte der Patienten, denen einige der teuersten Mittel verschrieben wurden, hätten irgendwelchen Nutzen davon gehabt."[40] Für Insider kam dieses Bekenntnis nicht überraschend. Kritiker des Pharmabetriebes gehen seit Jahrzehnten davon aus, dass die aktuelle Medikamentenflut weitaus mehr Schaden anrichtet als Nutzen zu bringen.

---

40 Church, a.a.O., S. 255

Der Körper möchte seinem 'Besitzer' durch eine Krankheit etwas mitteilen. Es ist seine einzige Möglichkeit zur Kommunikation, da die meisten Menschen verlernt haben, auf ihren Körper zu hören. Sie verstehen seine Sprache nicht mehr. Der Körper ist ein lebendiges System, das von großer Dynamik geprägt ist. Er verändert sich ständig und reagiert mit unendlicher Weisheit auf jeden Impuls, der aus seinem 'Steuersystem' – von Seele und Geist – übermittelt wird.

Inzwischen gibt es eine Reihe wertvoller Publikationen zum Thema „Körpersprache", die alle Hinweise enthalten, was ein bestimmtes Organ durch eine Erkrankung zum Ausdruck bringen möchte. Wenn diese Hinweise ebenfalls als Möglichkeit angenommen und undogmatisch interpretiert werden, dann können sie wertvoll, weil zielführend sein. Sobald jemand mit einer Tabelle daherkommt, die besagt: Niere ist gleich...; Leber ist gleich... oder Herz ist gleich... – geht das Spontane und damit das Wahrhaftige verloren. Auch jeder Körper ist einzigartig – und so seine Botschaften. Es gibt keine starre Gesetzmäßigkeit!

Der Körper als Spiegel der Seele

Der Mensch ist aus der großen Ordnung des Lebens herausgefallen. Vielleicht müsste es präziser heißen: Er hat die große Ordnung des Lebens willentlich verlassen. Das Ergebnis dieses Geschehens ist Unordnung; und diese ist nur ein anderer Begriff für Krankheit. Wenn die Seele nicht mehr im Einklang mit den kosmischen Gesetzen lebt, wird sich diese Disharmonie in ihrer körperlichen Hülle zeigen. Die Seele wirkt auf den Körper und der Körper spiegelt ihr „Aus-der-Ordnung-gefallen-Sein“ wider.

Die Heilkunst der Antike wusste noch um den Zusammenhang zwischen Mikro- und Makrokosmos. Ihre weisen Therapeuten waren sowohl Ärzte als auch Priester. Wenn im 20. Jahrhundert ein so tiefblickender Seelenarzt wie C.G. Jung erkannte, dass nahezu alle seine Patienten jenseits des vierzigsten Lebensjahres an einem religiösen oder an einem Sinnfindungs-Problem litten, dann bewegen wir uns wieder in Richtung auf den einstigen holistischen Ansatz zurück; heben diesen aber, im Hegelschen Sinne, auf eine höhere Ebene. Der Fixpunkt des Bewusstseins liegt heute auf einer höheren Ebene als zu Zeiten des Hippokrates.

Gingen frühere Zeitalter nahezu ausschließlich vom Einzelnen aus, so steht heute die Idee des „Feldes“ im Mittelpunkt. Wenn alles mit allem verbunden ist, wirkt auch jeder auf alles ein und wird selbst wiederum von allem beeinflusst. Die „seelische Dimension“ von Krankheit muss in den Blickwinkel geraten; und dies nicht nur unter der Überschrift der sogenannten „Psychosomatik“. Es geht um eine mehrdimensionale Perspektive. „Eine geschwächte Gesundheit auf mentaler oder astraler Ebene wird sich früher oder später als physische Krankheit widerspiegeln. Eine astral 'kleinliche' Person, die es zulässt, dass der Astralkörper seine Emotionen, Sorgen und Ängste vergeudet, verursacht nicht nur unangenehme und störende Auswirkungen auf den Astralkörper anderer empfindsamer Menschen, sondern die andauernde astrale Störung schlägt sich über den Äther auf den grobstofflichen physischen Körper nieder und ruft die verschiedensten Nervenkrankheiten hervor.

Fast alle nervlichen Probleme sind das unmittelbare Ergebnis unnötiger Sorgen und Emotionen und würden bald verschwinden, wenn man den Patienten belehren könnte, seine feinstofflichen Körper ruhig und friedlich zu halten.‘[41]

Was für ein gefundenes Fressen für die materialistisch-atheistische Pharma-Medizin: Astrale Störungen, feinstoffliche Körper und zuletzt noch der Äther, den die Wissenschaft doch schon längst in den Orkus unsinniger Theorien verbannt hat. Seht doch nur: Reine Scharlatanerie!

Man möchte jedem, der sich durch diese mit 'wissenschaftlicher Autorität' vorgetragenen Warnungen verunsichert fühlt, aufmunternd zurufen: Die Ignoranz liegt auf der anderen Seite! Jener Professor für Medizin, der dem Psychologen Lawrence LeShan zurief, er werde seine Theorien zur Heilung von Krebs durch psychotherapeutische Maßnahmen auch dann noch ablehnen, wenn er sie zweifelsfrei bewiesen habe – ist in Wahrheit der Scharlatan. Wer heute noch die Meinung vertritt, es gäbe keinerlei Beweise für ein Fortleben nach dem Tod; für die Existenz einer Seele oder eines Astralkörpers; für die Wirkung geistiger Kräfte auf den physischen Körper oder überhaupt für eine Heilung aus dem und durch den Geist – der ist ein Ignorant. Er ignoriert unzählige seriöse Forscher, die Erlebnisberichte von Hunderttausenden, die eine höhere Wirklichkeit erfahren und die zahllosen gesundeten Patienten, die durch geistiges Heilen eine Genesung erfahren haben.

41 Arthur E. Powell, Der Ätherkörper, Grafing 2002, S. 93

Der Körper ist nur der Spiegel der Seele. Alle entscheidenden Prozesse spielen sich auf einer nicht-physischen Ebene ab. Wer diese Wahrheit verleugnet, wird auch keinen Zugang zum Universellen Heilungsfeld erlangen können.

Das Familienfeld

Familienstrukturen sind intensive Bindungen – positiver wie negativer Art. Da nur wenige Menschen als Höhleneinsiedler leben – und auch da wäre zu hinterfragen, ob sich das völlig ohne innere Bindungen praktizieren lässt – spielt das „Familienfeld" eine nicht unerhebliche Rolle, wenn es um das Loslassen geht. Wer Zweifel hegt, ob es so eine Art Feld gibt, der wird diese nach der Teilnahme an einer „Familienaufstellung", wie sie von Bert Hellinger entwickelt wurde, vermutlich schnell aufgeben. Rupert Sheldrake bekannte nach seiner ersten Begegnung mit dem Familienstellen: „Erstmals habe ich ein Morphogenetisches Feld in Aktion gesehen!"

Die weitreichenden Auswirkungen einer „Aufstellung" sind zweierlei: Zum einen stellt ein unbeteiligter Teilnehmer, der stellvertretend „aufgestellt" wird, verblüfft fest, dass er Emotionen (nämlich dessen, für den er steht) entwickelt, die ihm bis dahin völlig fremd waren, zum anderen lösen die in der Aufstellung freigesetzten Energien auch bei den Personen, die nicht im Raum anwesend waren, teilweise dramatische Prozesse aus. So kann es geschehen, dass eine von zwei verfeindeten Schwestern, die achttausend Kilometer entfernt lebt, sich nach zehn Jahren bei ihrer Schwester meldet, die in der Aufstellung eine Bitte um Verzeihung ausgesprochen hat. Eine Bitte, die einen alten Schmerz praktisch umgehend heilte.

Kritiker, die weder jemals an einer Familienaufstellung teilgenommen noch die daraus entstandenen Befreiungen ernsthaft untersucht haben, qualifizieren die Geschehnisse zumeist als Einbildungen oder Zufälle ab. Es ist hier nicht der Ort, um diese Einwendungen zu widerlegen. Es geht nur darum, das Phänomen als solches zu verdeutlichen. Das „Familienfeld“, wie alle anderen bisher angesprochenen „Felder“, wirkt *nichtlokal.* Die betroffene Schwester, im genannten Beispiel, wird in ihrer Seele über Zeit und Raum hinweg berührt. Es genügt die ausgesprochene Bitte um Vergebung, um über Tausende von Kilometern hinweg einen Prozess auszulösen bei jemandem, der nichts von dem Geschehen auf der anderen Seite der Welt ahnt. Das „Familienfeld“ bildet die Basis, um die Heilung eines alten Konfliktes herbeizuführen.

Nichtlokalität wird uns im Zusammenhang mit dem Universellen Heilungsfeld noch ausgiebig beschäftigen, muss aber im Kontext der Familienaufstellung angesprochen werden, sonst wird nicht wirklich verständlich, warum bei diesen Aufstellungen das geschieht, was immer wieder berichtet wird.

Auch wenn man sich nicht der Praxis der Familienaufstellung bedienen möchte, bleibt festzuhalten, dass das „Familienfeld“ von großer Bedeutung für die Freiheit des Einzelnen und für seinen persönlichen geistigen Weg ist. Ein Loslassen oder Sich-Befreien von Familienbanden ist unverzichtbar, solange diese das eigene Voranschreiten behindern. Diese Lösung kann natürlich auch auf einer inneren Ebene durch geistige Arbeit geleistet werden.

Familienaufstellungen externalisieren nur etwas, was immer im innerseelischen Bereich vonstatten geht.

Wer mit dem Schwert tötet, wird durch das Schwert umkommen

Mit diesem Satz aus Matth. 26,52 kommen wir zu einem Thema, an dem sich die Gemüter schon seit Jahrzehnten scheiden – Reinkarnation und Karma. Für die einen unwissenschaftlich, für die anderen unchristlich. Hier gerät ein Befürworter leicht zwischen zwei Mühlsteine.[42] Dies geschieht besonders leicht, wenn eine Krankheit oder ein Leiden auf ein vergangenes Erdenleben zurückgeführt wird. Wissenschaftlich geprägte Kritiker sollten sich vor ihren empörten Äußerungen zuerst einmal mit den Forschungen Ian Stevensons vertraut machen; und protestierende Christen mag ein Hinweis auf Galater 6,7 „Was ihr sät, das werdet ihr ernten" nachdenklich stimmen.

Es ist erstaunlich zu beobachten, dass auch in diesem Fall gerade prominente Physiker, wie etwa der in den USA lehrende Deutsche Bernard Haisch, den Vertretern der Karma-Lehre beispringen. In seinem faszinierenden Buch „Gott würfelt nicht" schreibt Haisch: „Wo wird fanatische Bombenleger die ausgleichende Gerechtigkeit ereilen? Gleich, ob sie nun von reiner Böswilligkeit oder der fehlgeleiteten Ansicht getrieben sind, sie erreichten damit etwas Positives, sie werden Konsequenzen zu tragen haben,

42 Der Verfasser weiß, wovon er spricht, wurde er doch für sein Buch „Karma und Gnade" als Rassist und Faschist bezeichnet.

die sehr wohl höllisch sein können. Nach der Gottes-Theorie wird ihnen diese Gerechtigkeit durch Aktion und Reaktion des Karma-Gesetzes widerfahren, das in der Schöpfung ebenso fest verankert ist wie der Impulserhaltungssatz in der Physik. … Zwar kann man in einem bestimmten Leben die Konsequenzen seines Handelns womöglich umgehen, doch der Ausgleich erfolgt in einem künftigen Dasein. Dieser Ausgleich erfordert weder göttliche Vergeltung noch Strafe; er leitet sich aus den Grundgesetzen ab, die unserer Existenz als unabhängige Entität zugrunde liegen. Er erfordert ebenso wenig Gottes Urteil wie das Gesetz der Schwerkraft.“[43] Wohl gemerkt: Hier spricht ein weltweit anerkannter Astrophysiker, kein Vertreter einer esoterischen Weltanschauung!

Es ist bemerkenswert, dass anscheinend eine merkwürdige Allianz zwischen orthodoxen Kreisen der drei monotheistischen Religionen und der Pharma-Medizin besteht. Wenn es um „Felder“, um „feinstoffliche Körper“ oder gar um „Reinkarnation und Karma“ geht, stehen beide Machtgruppen häufig Seite an Seite. Man ist geneigt zu vermuten, die Vorbehalte bestehen gegenüber allem, was nicht mit den fünf groben Sinnen wahrnehmbar ist. Es gibt einen theologischen *und* einen wissenschaftlichen Materialismus! Die Mystiker unter den Reinkarnationsgegnern bekennen immerhin: „Gottes Gerechtigkeit wirkt auf wundersame Weise, die sich unserem Verstand entzieht.“[44]

Niemand wird dieser Aussage widersprechen; aber soll man wirklich glauben, in einer jenseitigen Welt werde „mit dem Schwert

43 Bernard Haisch, Gott würfelt nicht, Amerang 2014, S. 33 f.
44 Kyriacos Markides, Der Berg des Schweigens, Grafing 2015, S. 273

getötet"? Da ist doch eher anzunehmen, dass Jesus auf eine karmische Ausgleichshandlung in einem Erdenkörper abzielte; auch wenn er nicht explizit diesen Ausdruck der östlichen Metaphysik verwandte.

Tiefsinnig sind dagegen die Ausführungen des gerade von Professor Markides zitierten Vater Maximos, wenn es um die Vorstellung eines „stellvertretenden Leidens" geht. Diese Überzeugung ist vor allem aus Achtsamkeit gegenüber dem menschlichen Leiden im Allgemeinen bedeutsam. Nur wer wirklich tief in die geistigen Geheimnisse eingeweiht ist, wird wissen, ob eine Krankheit eine karmische Ursache hat und was sie der betreffenden Person an Einsichten vermitteln soll. Dies muss noch lange nicht bedeuten, dass „karmisch" gleichbedeutend mit „unheilbar" ist. Nur wird in diesem Fall der Heilungsprozess noch viel stärker mit innerer Transformation verbunden sein. Hier sprechen wir wieder über die von Jesus eingeforderte Umkehr (*metanoia*).

Vater Maximos bettet den Gedanken des „stellvertretenden Leidens" ein in das Herz der christlichen Botschaft, wenn er ausführt: „Ich weiß, dass es gemäß den Lehren der Altväter verschiedene Gründe gibt, dass guten Menschen Schlimmes widerfährt. Außer dem Gesetz von Ursache und Wirkung und dem Gesetz des geistlichen Wachstums können Menschen durch das Gesetz und die Macht der Liebe auch für andere leiden. Das gilt insbesondere für fortgeschrittene geistliche Meister. Auf geheimnisvolle Weise laden sie oft die Lasten derer auf sich, die unter ihrer Führung stehen, und nehmen ihnen dadurch die Schwere ihrer Schuld ab. Das Leid und die Versuchungen der Schüler werden dann auf ihren geistlichen Lehrer übertragen. Das nennt man das Gesetz der *anadoché*.

Ich vermute, das ist so ähnlich wie bei Christus, der die Schulden der Welt auf sich genommen hat?

Genau. Christus ist unser Archetyp. Deshalb können geistliche Meister, die es Christus gleichtun, durch *anadoché* die Last ihrer Anhänger erleichtern, indem sie vieles auf sich nehmen. Das kann oft zu schweren körperlichen Beeinträchtigungen, ja sogar zum Tod führen.“[45]

Vater Maximos äußert hier tiefe Gedanken, wenngleich man natürlich versucht ist zu fragen, wie denn ein Kranker zu einem geistlichen Meister findet, der ihm seine Krankheit „abnimmt“. Rein 'zufällig' wird dies sicher nicht geschehen; und an Reinkarnation und Karma glauben auch die weisen Väter der Ostkirche nicht. Gibt es einen „dritten Weg“?

Gemäß der östlichen Tradition findet der Schüler zum Meister, wenn die Zeit dafür reif ist. Hier kommt eine Kombination von gutem Karma und eigenem Bemühen zusammen. Der Vorgang, wenn ein Meister dem Schüler sein Leiden abnimmt, wird dann als das „Verbrennen des Karma“ bezeichnet.

In allen Fällen geht es immer darum, ein „kosmisches Gleichgewicht“ oder eine „göttliche Ordnung“ wiederherzustellen. Krankheit ist also auch hier ein „Aus-der-Ordnung-fallen“. Entweder der

45 Ebd., S. 288

Einzelne muss die „Un-Ordnung“ selbst beseitigen oder er erhält die Hilfe eines Meisters oder geistigen Lehrers. Die Gesetzmäßigkeit ist unabänderlich – wie sie erfüllt wird, ist und bleibt in letzter Konsequenz ein großes Geheimnis.

Meditation

Wer noch in den Achtzigerjahren des 20. Jahrhunderts öffentlich bekannte, er meditiere oder praktiziere irgendeine Form des Yoga, der wurde nicht selten mitleidig belächelt. Kam dies seinem Arbeitgeber zu Ohren, konnte das in Führungspositionen sein berufliches Weiterkommen behindern. Heute hat sich die Lage in ihr genaues Gegenteil verkehrt: Manager werden von ihren Firmen ins Kloster oder zu Entspannungswochenenden geschickt. Diese Entwicklung wird niemanden verwundern, der einen achtsamen Blick in die gegenwärtige „Höher-schneller-weiter-reicher-Gesellschaft“ wirft. Das allgemeine Wertesystem hat sich weitgehend von innen nach außen verlagert. Man bedenke nur, wer alles Geld in der Weltwirtschaftskrise nach der Lehman-Pleite verlor; nicht nur die großen Zocker, sondern auch Tausende normaler Bürger. Jeder wollte ein (sein!) Stück vom großen Kuchen abbekommen. Da vertraute man sein Geld schon einmal einer isländischen Bank an, wenn die einen um 0,7% höheren Zinssatz offerierte. Im *Global Village* haben offensichtlich viele die Orientierung verloren. Wer inzwischen nicht umgekehrt ist und seine Lebensziele neu formuliert hat – den wird der rasende Zeitgeist irgendwann mit sich reißen.

„Die Fähigkeit, ein fallendes Blatt oder den großen Baum auf dem Hügel wahrzunehmen, ist weitaus wichtiger, als alle möglichen Prüfungen zu bestehen und eine große Karriere zu machen."[46] Man kann die tiefste Bedeutung des Lebens kaum treffender und poetischer ausdrücken, als es Krishnamurti in diesem einen Satz gelang. Es geht um die Einheit mit dem LEBEN, nicht um den Erwerb von materiellen Gütern: Mein Haus, mein Boot, mein Wagen! Ohne einen Wertewandel findet niemand einen Zugang zum Universellen Heilungsfeld. Dabei ist es selbstverständlich nicht erforderlich, in Sack und Asche zu gehen; aber wer morgens mit den Aktien- oder Devisenkursen auf seinem Smartphone aufsteht und nicht einschlafen kann, bevor er nicht noch die Öffnung der Börsen in Asien erlebt hat – der findet kaum Zeit für Meditation und für die „Wahrnehmung des großen Baumes".

Auch für die großen Weltreligionen spielt das Thema „Meditation" oder der „Weg nach innen" eine immer entscheidendere Rolle. Karl Rahner sprach nicht von ungefähr davon, der „Christ der Zukunft werde Mystiker oder nicht mehr sein". Ohne Innerlichkeit und lebendige spirituelle Erfahrung stirbt Religion ab. Der weltoffene, dialog-fähige große Buddhist Lama Anagarika Govinda sah in der inneren Dimension des Religiösen sogar seine einzige Legitimation. „Der Wahrheitsgehalt einer Religion besteht somit in seinem Erlebnisgehalt. … Die Allgemeingültigkeit einer Religion hängt also von der allgemeinen Nacherlebbarkeit ihrer Inhalte ab und nicht von einem abstrakten „Wahrheitsgehalt". Es gibt somit keine Religion, die Anspruch auf den alleinigen Besitz der Wahrheit erheben kann und ebenso wenig auf den alleinigen Besitz des allen

46 Mary Lutyens, Krishnamurti – The Open Door, London 1988, S. 45

Menschen zugänglichen Tiefenerlebnisses. Dieses Tiefenerlebnis, das, je nach dem Temperament und dem Entwicklungsniveau des Individuums, verschiedene Formen annehmen kann, ist jene innere Gewissheit, die wir „Glauben" nennen: Glauben nicht im Sinne bloßen Führwahrhaltens eines Dogmas oder einer nicht nachprüfbaren Offenbarung, sondern als eine „Richtung des Herzens"."[47] Die letzten drei Worte charakterisieren treffend den Weg zum Universellen Heilungsfeld – es geht um eine neue „Richtung des Herzens". Das Herz ist der Schlüssel, um das Tor dorthin zu öffnen.

Ein anderer bedeutender Weiser des Ostens, Sri Aurobindo, hat diesen Weg als Dreischritt beschrieben:

1. Sich der göttlichen Gegenwart zuwenden.
2. Sich vertrauensvoll der göttlichen Gegenwart öffnen.
3. Beiseitetreten und die göttliche Gegenwart wirken lassen.

In diesem Dreischritt sah er das Herz seines „Integralen Yoga". Dies ist auch eine präzise Umschreibung der Bedeutung von Meditation auf dem Weg zum Universellen Heilungsfeld. Yoga oder Meditation können einen überaus wertvollen Beitrag für die Hinwendung nach innen leisten. Von daher verwundert es nicht, wenn Renée Bonanomi der Meditation eine so große Bedeutung im Zusammenhang mit Heilung beimisst. In ihrem Buch „Heilung geschieht im Bewusstsein" spricht sie über die Bedeutung der Siddhis, die Patanjali in seinen Yoga-Sutras beschrieb, und weist auf den Transformationsprozess hin, der mit ihrer Praxis einhergehen kann.

47 Lama Anagarika Govinda, in Szczesny, Die Antwort der Religionen, Gütersloh 1970, S. 133

„Wenn man mit dem Sutra einmal über „Mitgefühl" meditiert, ist noch nichts gewonnen. Wenn man es aber jeden Tag wiederholt, entsteht allmählich ein Bewusstsein für Mitgefühl. Dieses kann man in den Alltag integrieren und wird so langsam zum Meister für dasjenige, womit man in der Meditation arbeitet. Dieses verwirklichte Bewusstsein wirkt stärker im Alltag, als es bloße Gedanken über Mitgefühl und Endlichkeit vermögen. Über diesen inneren Prozess wächst ein Mensch.

Es funktioniert natürlich nicht so, dass man einmal pro Jahr meditiert und dann nicht mehr. Es ist ein WEG. Meditieren im Alltag hilft, einen Zustand zu erwecken, in dem man die Liebe in sich erkennt und sich daran anbindet. … Man bindet sich an etwas Neues, Positives an, und die innerliche Anbindung wirkt auf einen selbst zurück."[48]

Gleiches zieht Gleiches an. Wer sich in der Meditation für eine höhere Kraft öffnet, der empfängt den Segen dieser KRAFT. So wird die Meditation zu einem wunderbaren Werkzeug, um auf dem inneren Pfad voranzuschreiten. „Wenn ihr betet (oder meditiert), so seid nicht wie die Heuchler, denn sie beten gern, wenn sie in den Synagogen und an den Straßenecken stehen, damit es die Leute merken. Wahrlich, ich sage euch: Sie haben schon ihren Lohn. Du aber, wenn du betest, gehe in deine Kammer und schließe deine Tür zu und bete zu deinem Vater im Verborgenen; und dein Vater, der ins Verborgene sieht, wird dir vergelten." (Matth. 6,5 f.)

48 Renée Bonanomi / Katarina Michel, Heilung geschieht im Bewusstsein, Grafing 2015, S. 147 f.

Wie konkret Meditation sogar in ihrem Anfangsstadium zur Heilung beizutragen vermag, belegt Dawson Church durch einen Forschungsbericht des amerikanischen Arztes Dean Ornish über die Heilung von Prostatakrebs. „Dr. Dean Ornish, den seine bahnbrechende Entwicklung, dass die Ernährung die koronare Arterienkrankheit umkehren kann, bis auf das Titelblatt der Zeitschrift *Time* brachte, ging noch eine Schritt weiter. In einer 2008 veröffentlichten Genstudie untersuchte er, wie sich ein veränderter Lebensstil, zu dem auch die tägliche einstündige Anwendung einer Technik zur Stressreduktion (beispielsweise Meditation) gehörte, auf Männer mit Prostatakrebs auswirkte. Die Teilnehmer der Studie hatten sich entschieden, den Krebs weder operieren noch bestrahlen zu lassen; auch eine hormonbasierte Behandlung lehnten sie ab. Stattdessen änderten sie drei Monate lang ihren Lebensstil. Zusätzlich zu Meditation und anderen Methoden des Stressmanagements gingen sie jeden Tag eine halbe Stunde spazieren; ihr Speiseplan enthielt viele Hülsenfrüchte, Soja- und Vollkornprodukte sowie Obst und Gemüse. Die Forscher waren nicht weiter überrascht, als sie feststellten, dass die Männer an Gewicht verloren und dass ihr Blutdruck sank. Als sie jedoch Prostata-Biopsien verglichen, die vor und nach dem dreimonatigen Versuch genommen wurden, stellten sie fest, dass sich in diesem Zeitraum die erstaunliche Anzahl von 501 Genen verändert hatte. Gene, die mit Brustkrebs und Prostatakrebs in Verbindung gebracht werden, hatten sich abgeschaltet."[49]

Der Wert von Gebet und Meditation für die Heilung von Körper und Seele kann nicht hoch genug veranschlagt werden. Inneres

---

49 Church, a.a.O., S. 235

Stillwerden ist von entscheidender Bedeutung, um wieder *heil* im umfassenden Sinne zu werden. Ein Heil-Sein, das eine wirkliche innere Transformation auszulösen vermag.

5.

Innere Transformation

In einer alten chinesischen Geschichte fragt ein Schüler seinen Qigong-Meister: „Ich habe gehört, dass die Ärzte in früherer Zeit keine Akupunktur und keine Kräuter brauchten." Der Meister antwortet: „In der alten Zeit wurde Energie direkt übertragen. Die Akupunktur und die Kräuter, die wir heute verwenden, sind im Vergleich dazu ein Rückschritt."[50]

Das ist eine bemerkenswerte Aussage! Möglicherweise stellt die sogenannte moderne Energiemedizin nur eine Rückerinnerung an ein uraltes Wissen dar, was verloren gegangen ist. Möglicherweise jedoch, wenn im platonischen Sinne alles Wissen Wiedererinnerung ist, kehrt eine alte Weisheit auf einer höheren Ebene der unendlichen Bewusstseinsspirale zu uns zurück! Wir heben dieses Wissen der alten Meister nunmehr auf eine Stufe, in der einerseits die Energie-Übertragung vom Meister *und* vom Schüler in vollkommener geistiger Klarheit wahrgenommen andererseits diese Energie *im eigenen Inneren* erzeugt wird. Erfolgte früher die Transformation durch das Wirken des Meisters, so erfolgt sie heute weitgehend durch *innere Transformation.*

---

50 Ebd., S. 150

Viele Jahrhunderte des Forschens und geistigen Suchens haben die Menschheit an einen Punkt gebracht, an dem sie die geistigen Gesetze von Gesundheit und Krankheit tiefer versteht als je zuvor in ihrer langen Geschichte. Das Wissen der alten Meister und der großen Therapeuten ist nicht im Dunkel der Geschichte in Vergessenheit geraten, sondern wird zurzeit neu belebt und um eine neue Dimension der Innerlichkeit erweitert. Nie zuvor haben mehr Menschen meditiert oder einen geistigen Pfad beschritten. Das gesamte *Bewusstseinsfeld der Erde* ist angehoben worden – durch menschliches Streben und durch Hilfe und Inspiration aus einer höheren Ebene. In der seriösen esoterischen Tradition wird die Auffassung vertreten, dass die weit über dem Erdenbewusstsein stehenden planetarischen und solaren Wesen ebenfalls eine „Einweihung" durchlaufen, die in ihren kosmischen Wirkungen auch die Evolution der Erde beschleunigt. Es wäre ignorant, wollte man die Erde als isolierten, einzigartigen Planeten betrachten, der vollkommen außerhalb aller spirituellen Einflüsse seitens des Universums durch das Weltall schwebt. Nicht zuletzt die Quanten- und Astrophysik hat nachgewiesen, auf welche geheimnisvolle Weise offensichtlich alles mit allem verbunden ist.

Der Mensch muss seine Augen von der Materie lösen und sich mit der Wirklichkeit feinstofflicher Kräfte befassen. Es gibt so viel mehr, als die berühmte „Philosophie" oder „Schulweisheit" sich träumen lässt! Sowohl für Shakespeare als auch für Goethe war die Wirklichkeit einer „höheren Welt" eine feste Gewissheit.

Feinstoffliche Kräfte

Seit ungefähr 150 Jahren befassen sich ernsthafte Forscher mit dem Phänomen des „Unerklärbaren“. Die Worte wechselten über die Jahre: Von der Spuk- oder Geisterforschung über die Medien und die Hypnose bis zur modernen Parapsychologie führte eine lange Reise hin zur heutigen Paranormologie. Die Einsicht ist heute also an den Punkt gelangt, dass sie bereit ist, hinter all den zahllosen untersuchten Phänomenen einen LOGOS anzuerkennen. Wo bei Ereignissen wie Spukhäusern oder Poltergeistern eher eine subrationale Kraft zur Auswirkung kommt, spielt in der Meditation, im Yoga oder beim Geistheilen offensichtlich eine suprarationale Energie eine Rolle. Im Rahmen der innerseelischen Transformation kommt es zu einer segensreichen Verbindung zwischen Himmel und Erde. Als Ergebnis dieses sich seit Jahrhunderten vollziehenden Prozesses werden wir einen neuen, einen ganzen, einen wahrhaft *heilen* Menschen antreffen.

Feinstoffliche Kräfte lassen sich auf unterschiedlichste Weise und in ganz verschiedenen Gebieten nachweisen. Am ehesten dort, wo es um ein unmittelbares persönliches Erleben geht – wie in der Gesundheit. Ginge es bei Krankheit und Gesundheit rein um „objektive Gesetzmäßigkeiten“, so müssten alle Prozesse, alle Krankheiten, alle Infektionen nach denselben Strukturen ablaufen. Doch davon ist die Wirklichkeit weit entfernt. Es spielen erhebliche subjektive Faktoren eine wichtige Rolle, was sich beispielsweise in der Psychoneuroimmunologie zeigt. „Seit den ersten großen Populationsstudien haben Wissenschaftler auf dem Gebiet der Psychoneuroimmunologie nachgewiesen, dass ein soziales Netz hilft, von Krankheiten zu genesen, Virusinfektionen vorzubeugen und das Herz gesund zu erhalten. In den 1990er-Jahren etwa begannen Wissenschaftler in Laborstudien mit gesunden freiwilligen Testpersonen, die Zusammenhänge zwischen Biologie und sozialem sowie psychischem Verhalten aufzudecken. Die Probanden wurden experimentell mit Erkältungsviren infiziert, isoliert und auf Symptome sowie den Beweis einer Infektion überprüft. Bei allen war der immunologische Nachweis einer Virusinfektion positiv, aber nur einige von ihnen entwickelten Erkältungssymptome. Nun raten Sie mal, wer krank wurde? Diejenigen, die angegeben hatten, den meisten Stress und die wenigsten sozialen Kontakte im „echten Leben“ jenseits des Labors zu haben.“[51]

Was in diesem Bericht als „soziales Netz“ bezeichnet wird, ist nichts anderes als ein „Feld“. Es ist sicherlich noch nicht das Universelle Heilungsfeld, aber es harmoniert mit diesem. Aufgrund dieser Anbindung an bestimmte hilfreiche Kräfte, die durchaus von physischen Personen aufgebaut werden können, bildet sich ein „Kraftfeld“, das, wiederum ganz konkret physisch, einen Schutzschild gegen Infektionen bildet. Die ursprüngliche Wirkkraft ist jedoch eine geistig-seelische, weshalb der wissenschaftliche Bereich völlig zutreffend *Psycho*neuroimmunologie heißt.

Im therapeutischen Bereich setzt die Psychoneuroimmunologie ganz gezielt auf das Wirken immaterieller Kräfte, zu denen natürlich auch Gebet, Meditation oder bewusste Visualisation gehören.

51 Barrett, a.a.O., S. 116

Längst sind es auch Wissenschaftler, wie der Arzt Larry Dossey, die sich nicht mehr scheuen, konkrete Untersuchungen etwa über die heilende Wirkung von Gebeten zu erstellen. Dabei kommen auch Mediziner zu der Einsicht, dass es, wie im vorangegangenen Kapitel ausgeführt, weniger um ein *Machen* als vielmehr um ein *Zulassen* geht. „Der spontane, ungeplante Charakter telesomatischer Reaktionen lässt vermuten, dass es ein *Gesetz der umgekehrten Anstrengung* gibt, wie Aldous Huxley es einmal ausgedrückt hat. Je mehr wir versuchen, diesen Ereignissen nachzuhelfen und sie zu kontrollieren, umso mehr scheinen sie uns zu entgleiten. Das Geheimnis besteht offenbar darin, sich *nicht* zu bemühen und *nicht* zu handeln, und dadurch zuzulassen, dass die Welt telesomatisch *ihre* Weisheit manifestiert, nicht unsere."[52] Dieses Gesetz bestätigt die grundlegende Unterscheidung zwischen dem *magischen* und dem *mystischen* Pfad. Während ersterer auf die Durchsetzung des eigenen Willens setzt, wird letzterer, der auch zum Universellen Heilungsfeld führt, sich auf das „Dein Wille geschehe" ausrichten.

Die sichtbare menschliche Welt ist nur ein winziger Ausschnitt einer viel größeren Wirklichkeit. In dieser finden sich konkrete Wesen, von 'verstorbenen' ehemaligen Menschen bis hin zu den lichtvollsten Engelgeschöpfen. Nach dem Gesetz der Anziehung von Gleichem, wird das Umfeld eines Menschen seiner geistigen Reife entsprechen. Ein aggressiver, egoistischer und geiziger Mensch darf nicht damit rechnen, eine wunderbare spirituelle Gesellschaft aus den inneren Welten um sich zu versammeln. Es ist auch nicht vorstellbar, einen solchen Charakter als Heiler

52 Larry Dossey, Heilende Worte, Amerang 2010, S. 106

oder Heilerin zu finden. Ein liebevoller, gütiger und mitfühlender Mensch wird dagegen schon an sich eine angenehme Begleitung sein, zumal er noch von gleichgesinnten Geistwesen umgeben sein dürfte.

Jeder Einzelne bildet ein kleines geistiges Feld, das auf andere wirkt und damit die gesamte Welt beeinflusst. Er gleicht dem berühmten Schmetterling in der „Chaos-Theorie“, der einen Tornado auslösen kann. Nur wird in seinem Leben dieser Tornado eher ein segensreicher Gedankensturm sein, der alles Destruktive auflöst und durchlichtet. Nur wenn die Gedanken licht- und segensvoll sind, werden sie auch heilsam wirken. Schon Pythagoras wies daher auf die Verbindung zwischen Geist und Körper hin: „Die Heilkunst ist die göttlichste aller Künste. Und wenn die Heilkunst am göttlichsten ist, muss sie sich mit der Seele ebenso befassen wie mit dem Körper, denn kein Geschöpf kann gesund sein, solange sein höherer Teil kränkelt.“

Gedankenformen

Mehr als hundert Jahre sind vergangen, seit Annie Besant und Charles W. Leadbeater ihr bahnbrechendes Buch „Gedankenformen“ veröffentlichten. Damals wurden sie belächelt und ihre Ausführungen als „esoterischer Unfug“ abgetan. Die Vorstellung, ein Gedanke könne eine Form annehmen und als geistige Kraft auf andere einwirken, konnte nur eine spirituelle Avantgarde akzeptieren. Doch so wie Leadbeaters einstige, auf hellsichtigen

Beobachtungen gründende Behauptung, es gäbe Wasser auf dem Mars, erst 2015 von Astrophysikern bestätigt wurde, musste auch die Realität von Gedankenkräften erst von der Quantenphysik bestätigt werden. Man kann sich des Eindruckes nicht erwehren, als hinke die moderne Naturwissenschaft den großen spirituellen Lehrern um Jahrzehnte hinterher. Solange nur das Wiegen und Messen als einzige 'wissenschaftliche' Erkenntnisinstrumente anerkannt werden, dürfte sich daran auch nichts ändern.

„2003 veröffentlichte der Physiker Anthony Leggett an der University of Illinois in Urbana-Champaign eine Formel, für die eine zusätzliche Messung der Polarisation von Photonen-Paaren vorgenommen wird. Die von Aspelmeyer und Zeilinger gefundenen Erkennungsraten sind nur zu erklären, wenn die Quantentheorie in dem Sinne richtig ist, dass die Messung die Realität erzeugt. Durch eine zusätzliche Messung zeigten Aspelmeyer und Zeilinger, dass „die Realität nicht existiert, wenn wir sie nicht beobachten".“[53] Haisch fügt dann noch den bekannten Satz von George Berkeley an „Esse est percipi“ (Sein heißt wahrgenommen werden), der de facto ein Vorläufer der modernen Aussage ist, wonach das Bewusstsein die Realität erschafft.

Eigentlich müsste diese Passage in fetten Lettern hervorgehoben werden, um die ungeheure Bedeutung dieser Aussage festzuhalten: Die härteste aller Naturwissenschaften, die Physik, beweist, dass das Denken die Realität verändert! Wenn wir dieses Faktum verknüpfen mit allem, was bisher über „Felder“ ausgeführt wurde, dann wird deutlich, welche immense Bedeutung den Gedanken im Hinblick auf das Universelle Heilungsfeld zukommt. Die

---

53 Haisch, Die verborgene Intelligenz im Universum, a.a.O., S. 182

Existenz dieses Feldes gedanklich abzulehnen, bedeutet: Sich selbst den Zugang dazu zu versperren! Der Einzelne muss in seinem Bewusstsein zuerst das Universelle Heilungsfeld bejahen, bevor er sich den Zugang zu ihm zu erschließen vermag. Das Heilungsfeld existiert für den nicht, der es nicht zuerst innerlich wahrnimmt!

Bücher oder Zeitschriften vermögen diese Botschaften natürlich zu vermitteln – warum sollten wir sie sonst schreiben! –, aber eine persönliche Begegnung oder Erfahrung mit einem berufenen Heiler oder einer im Heilungsfeld verankerten Heilerin würde sich als segensreich und inspirierend erweisen. „Wenn wir mit einem Menschen in Berührung kommen, dessen Gedanken sich in hohen Regionen bewegen, dann werden seine auf uns einwirkenden Gedankenschwingungen in unserem Mentalkörper jene Materie in Schwingung versetzen, die darauf zu reagieren fähig ist, und die Schwingungen werden etliches von jener Materie aufrühren und vielleicht auch austreiben, die zu grob ist, um diese hohe Schwingungsfrequenz mitmachen zu können. Inwieweit die Begegnung mit einem solchen Menschen für uns wohltätig sein kann, hängt deshalb weitgehend von der Qualität unseres bisherigen Denkens ab; unser „Verständnis" für ihn, unsere Empfänglichkeit, ist dadurch bedingt. Wir können nicht für einen anderen denken, er kann nur seine eigenen Gedanken denken."[54] Diese Beschreibungen von Annie Besant machen, in den Zusammenhang mit Heilung gerückt, zweierlei deutlich: Unser Verständnis ist durch unser Bewusstsein begrenzt; aber unser Bewusstsein kann durch die Berührung mit einem wirklichen Heiler angehoben werden.

54 Annie Besant, Gedankenkraft, Grafing 2008, S. 46 f.

Heilung hat daher, wie schon Dora Kunz darlegte, viel mit dem *Umfeld* zu tun. Sie konnte in ihrer jahrzehntelangen Arbeit sogar feststellen, dass es regelrechte *Umfeld-Krankheiten* gibt. Wer sich in so einem Feld aufhält oder vielleicht sogar aufhalten muss, der sollte alle Kräfte bündeln, um daraus zu entkommen. Ein Umfeld, in dem Krankheit dominiert, kann den Zugang zum Heilungsfeld einschränken und behindern – und in letzter Konsequenz zu einer Erkrankung führen. Hier geht es, Karma-Gesetz hin oder her, in erster Linie darum, sich aus Freiheit von allen negativen Umständen zu lösen. Die eigene Schwäche, sich selbst zu befreien, könnte geradezu eine dann karmisch bedingte Krankheit hervorbringen, um durch den Leidensdruck endlich die Befreiung herbeizuführen.

Das Wissen um die große Wirksamkeit von Gedankenformen kann auf jeder Erkenntnisebene konkret angewandt werden. Ein im Gebet oder in der Meditation ausgesandter liebevoller Gedanke wird seine positive Grundkraft entsprechend entfalten. „Eine Gedankenform der Liebe oder des Wunsches zu beschützen, die entschlossen auf einen anderen Menschen gerichtet ist, erreicht den Menschen, für den sie gedacht ist, und verbleibt als Abschirmung und Schutz in seiner Aura. Sie sucht jede Gelegenheit, dem Menschen zu dienen und ihn zu beschützen, nicht durch bewusstes und absichtliches Handeln, sondern durch blindes Befolgen des ihr auferlegten Impulses. Sie stärkt freundliche Kräfte, die auf die Aura treffen, und schwächt unfreundliche. So schaffen wir wahre Schutzengel um die, die wir lieben. So manches „Gebet“ einer Mutter für ein weit entfernt lebendes Kind umkreist es und wirkt sich in der geschilderten Weise aus.“[55]

---

55 Powell, Mentalkörper, a.a.O., S. 82

Dies ist die menschliche Perspektive. Wenn man jetzt einmal den Blick nach 'oben' richtet, dann vermag man vielleicht zu erahnen, welche hilfreichen Kräfte sich aus höheren Dimensionen auf die Menschheit ergießen. Je mehr die Menschheit erspürt, welche segensreichen Felder sie umgeben, desto intensiver wird auch der Einfluss dieser helfenden und heilenden Wesenheiten aus einer lichteren Wirklichkeit erfahrbar werden. Der Mensch vermag sich an sie von seiner Herzensebene aus zu wenden, aber er darf auch seine Gedankenkraft einsetzen, um sich über die Mentalebene dem Universellen Heilungsfeld zu nähern. Es gibt keinen Gegensatz zwischen Fühlen und Denken; nur zwischen Emotionen und Empfindungen oder zwischen Intellekt und Intelligenz. Hier gilt es, achtsam das eine vom anderen zu unterscheiden. Der Mensch ist ein vielschichtiges Geschöpf, das alle seine Aspekte möglichst harmonisch entfalten sollte; und im Idealfall kommt die „Intelligenz des Herzens“ zum Ausdruck.

Das Zellbewusstsein

Über das Zellbewusstsein zu schreiben, bringt eine ähnliche Problematik mit sich wie beim Thema Gedankenformen. Nur wenige Mystiker haben solche tiefgreifenden Erfahrungen gemacht, dass sie sogar von einer Veränderung ihrer Körperstruktur sprechen konnten. Im 20. Jahrhundert trifft dies vor allem auf zwei Personen zu: Krishnamurti und die „Mutter“. Krishnamurti durchlief nahezu sein ganzes Leben dramatische körperliche Veränderungen, die als „Der Prozess“ bekannt geworden sind. Die „Mutter“, die langjährige Gefährtin Sri Aurobindos, schilderte ihre tiefgreifenden Transformationen als „Supramentalisierung der Zellen". Beide sind zweifelsfrei Vorläufer der Evolution, doch auch für sie gilt: Wenn es einzelnen Menschen gelungen ist, ihren Körper tiefgreifend zu transformieren – dann vermögen es in letzter Konsequenz alle!

Krishnamurtis langjährige Wegbegleiterin und Biographin, Pupul Jayakar, befragte ihn in einem Gespräch einmal ganz direkt über den „Prozess": „Glaubst du, dass die Gehirnzellen, die noch nicht auf diese ungeheuren Energien vorbereitet waren, selbst den Raum schaffen müssen, um die Energie, die das Gehirn überflutete, aufnehmen zu können? Oder muss man sich die Energie wie einen Laserstrahl vorstellen, der auf die Gehirnzellen einwirkte und sie so öffnete, dass sie das „Grenzenlose" aufnehmen konnten?"

Krishnamurti erwiderte: „Wahrscheinlich war es so."[56]

Solche inneren Transformationen, die nicht in jedem Menschen so dramatisch ablaufen müssen wie der „Prozess" bei Krishnamurti, sind offensichtlich eine Voraussetzung, um das Bewusstsein auch für den unbegrenzten Zugang zum Universellen Heilungsfeld zu öffnen. Es verwundert daher nicht, dass Krishnamurti sein Leben lang Menschen geheilt hat, ohne davon auch nur das geringste Aufheben zu machen.[57] In seinem „Notizbuch", einem einzigartigen Dokument mystischer Erfahrung, schildert er unter der Eintragung vom 20. Juli 1961 in seinen eigenen Worten, was sich während dieser Versenkungszustände abspielte: „Der Raum war

56 Vgl. Peter Michel, Krishnamurti – Ein Mensch der Zukunft, Grafing 2007, S. 120

57 Vgl. über den „Heiler Krishnamurti", ebd., S. 102 ff.

erfüllt von dieser Segnung. Was dann folgte, ist nahezu unmöglich mit Worten zu beschreiben; Worte sind solche toten Dinge, mit festgesetzten Bedeutungen, und was geschah, vollzog sich jenseits aller Worte und Beschreibungen. Es war das Zentrum der Schöpfung; es war eine Reinigung von großer Ernsthaftigkeit, die das Gehirn von allen Gedanken und Gefühlen befreite; eine Ernsthaftigkeit wie jene eines Blitzschlages, der zerstört und verbrennt; eine Tiefe, die nicht auszuloten war, unbeweglich und undurchdringlich, eine Gewissheit, die dem Licht des Himmels glich. Es erfüllte die Augen, und die Augen konnten sehen. Die Augen, die sahen, die erschauten, waren gänzlich verschieden von den physischen Augen, und doch waren es die gleichen Augen. Es war nur Schauen, und die Augen blickten jenseits von Raum und Zeit. Es war unergründliche Göttlichkeit mit einem Frieden, der das Wesen aller Bewegung, allen Geschehens ausmachte.“[58]

Wer an dieser Stelle erschrickt über die Dimension des mystischen Erlebens, der mag berücksichtigen, dass doch ein gewisser „evolutionärer Zwischenraum“ den Normalbürger von Menschen wie Krishnamurti trennt. Es geht an dieser Stelle auch nicht um ein Vergleichen, sondern um die Faktizität des Erlebten. Menschen vermögen es, sich in solcher Tiefe mit dem göttlichen Bewusstsein zu verbinden. Mag Krishnamurti auch ein „Mensch der Zukunft“ gewesen sein, so schenkt seine Verwirklichung doch allen Menschen die Hoffnung, eines Tages dort zu stehen, wo er einst stand. Seine innere Arbeit war nicht vergebens, sie ermöglicht es allen, die ihm in der Evolution nachfolgen, ihre Verwandlung ein wenig leichter zu vollziehen.

58 Krishnamurti, Notebook, London 1985, S. 27

Die „Mutter" befasste sich in den letzten Jahrzehnten ihres Lebens ausführlich mit der Umwandlung des menschlichen Bewusstseins, speziell mit der Transformation der Zellen. Sie erkannte den „universellen Fortschritt in ihren eigenen Zellen".[59] Die Zellstruktur spiegelte für sie die Struktur des Universums. Da sie auch das Universum in einem evolutiven Prozess sah, spiegelte die Veränderung des Zellbewusstseins also ein universelles Geschehen. In ihren detaillierten Schilderungen über die innere Transformation beschreibt sie auf zum Teil erschütternde Weise, welchen Widerständen die innere Umwandlung ausgesetzt war. Die Körper-Elementale widersetzten sich dabei ebenso wie die Gedankenstrukturen ihrer Umgebung. Der menschliche Körper ist seit Jahrtausenden auf Tod und Sterben programmiert; ein Programm, das sich bis in die letzten Zellen eingebrannt hat. Dieses Programm allmählich zu löschen, erfordert titanische Anstrengungen. Es wird sich auch nicht in wenigen Jahren der Evolution vollständig auflösen lassen – auch Krishnamurti und Mutter starben eines natürlichen Todes –, aber die Richtung des menschlichen Lebens hat eine Änderung erfahren. Heute erscheint die Idee, das menschliche Zellbewusstsein könne beeinflusst werden, keinesfalls mehr als undenkbare Vorstellung. Die „Mutter" ging daher so weit, ihre Schüler aufzufordern, zukünftig den Begriff „Krankheit" nicht einmal mehr zu verwenden. Von „Krankheit zu sprechen, heißt, Gedanken der Krankheit auszusenden".[60] Sie konnte in ihrem vergeistigten Körper jede solche Gedankenform fühlen und sah sich genötigt, sie durch eine geistige Anstrengung aufzulösen. Auch dies muss ein unsagbar kraftraubender Prozess gewesen sein.[61]

---

59 Georges van Vrekhem. Mutter – Eine Biographie, Grafing 2016, S. 610
60 Ebd., S. 616
61 Vgl. dazu: Satprem, Mutter (3 Bände), Grafing 2016

Die Verwirklichungen von Menschen wie Krishnamurti oder Mutter spielen eine maßgebliche Rolle, um die Verankerung eines neuen Denkens in der Menschheit zu bewerkstelligen. Eines Denkens, das die Gewähr bietet, äußere und innere Schranken abzubauen, welche den Zugang zum Universellen Heilungsfeld verstellen. Das Verständnis von Spontanheilungen ist kaum möglich, ohne eine Veränderung auf der Zellebene eines Erkrankten miteinzubeziehen.[62] Auch diese Veränderungen wurden von der Biologie und Biochemie noch vor einem Jahrzehnt rundweg abgelehnt. Heute klingt das auch in diesem Wissenschaftszweig deutlich bescheidener. „Nun zerfällt auch die genetische Einheit des Menschen, die biologische Identität des Individuums muss aufgegeben werden: „Unser Genom ist gefallen" – beklagen die US-Forscher Evan Macosko und Steven McCarroll den Absturz der Ikone ihres Faches. Der Begriff Genom erweist sich als eine von vornherein klapprige Konstruktion menschlichen Denkens. *Das* Erbgut eines Menschen existiert einfach nicht – der Körper ist ein vom Zufall erzeugtes Mosaik aus vielen Genomen."[63] Der „Zufall" ist nunmehr die letzte Bastion, hinter der sich eine hartnäckig weiterkämpfende, noch immer sehr einflussreiche Gruppe materialistischer Wissenschaftler verschanzt. Diese ewig Gestrigen werden sich durch keine noch so tiefe Erfahrung der Mystiker in ihrem Glauben (!) erschüttern lassen. Ihre Position wird erst dann fallen, wenn sie alle in eine höhere Welt eingetreten sind, wo sie dann endlich „von Angesicht zu Angesicht" schauen können.

Um die Umwandlung des Zellbewusstseins nicht allein im Reich der Mystiker zu verankern und dadurch den Eindruck zu erwe-

62 Vgl. dazu: K. & P. Michel, Spontanheilung, Grafing 2014, S. 83 ff.
63 Ulrich Bahnsen, Im Kern überraschend, Die Zeit, 42/2015, S. 40

cken, dieses Geschehen sei zu weit vom menschlichen Alltag entfernt, sei hier abschließend der Fall einer amerikanischen Krebspatienten erwähnt, die erfolgreich die Transformation ihrer Krebszellen betrieben hat. Dawson Church nennt sie Nancy. Sie hatte siebzehn Jahre vor dem Gespräch mit Church die Diagnose „metastasierender Gebärmutterkrebs" erhalten und alle konventionellen Behandlungswege abgelehnt. „Mein Körper hat diese Erkrankung hervorgebracht, also hat er auch die Kraft, sie wieder zum Verschwinden zu bringen." Nancy begann ihre innere Auseinandersetzung mit ihrer Krankheit. „Sie visualisierte, dass winzige Sterne in ihrem Körper zirkulierten. Wann immer eine spitze Zacke eines Sternes eine Krebszelle berührte, dann punktierte die Sternzacke in ihrer Vorstellung die Krebszelle, und aus dieser entwich die Luft wie aus einem Ballon." Sie lag längere Zeit in ihrer Badewanne und stellte sich dabei vor, wie die Überreste der sterbenden Krebszellen im Wasser aufgelöst wurden. Nach drei Monaten war sie fest davon überzeugt, den Krebs besiegt zu haben. Sie vereinbarte daraufhin einen Termin bei ihrem Arzt, der zu seinem größten Erstaunen bestätigen musste, dass sie völlig krebsfrei war.[64] Sie blieb weiterhin gesund und „visualisierte gelegentlich, wie die Sterne durch ihren Körper eilten und mögliche Reste der Krankheit davontrugen". Diese „innere Nachsorge" hält Church für besonders wichtig, denn dieses Vorgehen „weist auf die präventiven Möglichkeiten der epigenetischen Medizin hin. Die Meta-Analyse vieler Untersuchungen belegt, dass viele Gene bei Krebspatienten anders exprimiert werden als bei Menschen ohne Krebs."[65]

64 Church, a.a.O., S. 58
65 Ebd.

Die hier beschriebene Vorgehensweise von „Nancy“ ist überaus effektiv. Inzwischen hat die Psychoneuroimmunologie überzeugend nachgewiesen, welche tiefgreifenden Heilungswirkungen ein solches Vorgehen zeitigt. Wird es zusätzlich noch mit einem spirituellen Impuls, etwa durch das Gebet oder durch Meditation, unterstützt, dann liegt damit ein wunderbares Instrument zur Selbstheilung vor. „Nancy“ war keine Mystikerin, sie war ein „Mensch wie jeder anderer“; aber sie setzte bestimmte geistige Gesetzmäßigkeiten (Gedankenformen, Zellbewusstsein, Visualisation) ein, um ihre Krankheit zu überwinden. Ohne sich dessen vielleicht überhaupt bewusst zu sein, brachte sie sich so in Kontakt mit dem Universellen Heilungsfeld, das mit seiner segensreichen Heilkraft alle Krebszellen auflöste.

Das heilende Feuer der Kundalini

Auch wenn dieses Thema vielen vielleicht unvertraut oder fremd vorkommen mag, darf es in einem Buch über das Universelle Heilungsfeld doch nicht fehlen. Während Themen wie Aura oder Chakras inzwischen nicht mehr als allzu 'esoterisch' gelten, herrscht beim Thema Kundalini doch noch eine relativ große Unwissenheit.

Der Begriff selbst stammt vom Sanskrit-Wort *kundal* ab, was „zusammengerollt“ bedeutet. Dieser Ursprung zielt auf das Bild von der Kundalini als einer „zusammengerollten Schlange“, die am Ende der Wirbelsäule im Wurzel-Chakra (Muladhara) ruht und auf ihre Erweckung wartet. In letzter Konsequenz ist auch

Kundalini nur eine Form von Bewusstsein, deren vorzeitige Erweckung allerdings nicht unproblematisch ist. Charles W. Leadbeater, einer der ersten, der sich im Westen ausführlich mit dem Aufstieg der Kundalini befasst hat, warnt daher: „Die vorzeitige Entfaltung der höheren Aspekte der Kundalini bringt auch unerfreuliche Möglichkeiten mit sich; denn sie verstärkt alles in der Natur des Menschen und erfasst viel leichter die niederen und die schlechten Eigenschaften als die guten. So bewirkt sie zum Beispiel im Mentalkörper sehr rasch das Erwachen des Ehrgeizes und steigert diesen zu einem kaum möglichen Maß an Unbeherrschtheit. Sie kann sowohl eine große Steigerung des Intellekts als auch einen abnormen satanischen Stolz hervorrufen, der jedem Durchschnittsmenschen unbegreiflich erscheinen muss. Es ist also ganz unklug zu glauben, der Mensch sei imstande, sich mit jeder Kraft messen zu können, die in seinem Körper vorhanden ist, denn die hier geschilderte ist keine gewöhnliche Kraft, sondern eine, die jeden Widerstand bricht."[66] Dieses Wissen war natürlich allen großen Weisen des Ostens bekannt, weshalb sowohl der Buddha als auch die großen Seher Indiens darauf hinwiesen, am Anfang eines spirituellen Pfades müsse die innere Umwandlung, die ethisch-moralische Höherentwicklung (Yama und Niyama) stehen. Auch bei Rudolf Steiner findet sich der gleiche Hinweis, wenn er betont, wer einen Schritt vorwärts in der Erkenntnis höherer Welten machen wolle, der müsse zuerst drei Schritte in der Entwicklung seines Charakters zum Guten bewältigen. Auch wirkliche Heilung wird nicht möglich sein, wie mehrfach dargelegt, ohne die Verwandlung des Charakters.

---

66 Charles W. Leadbeater, Die Chakras, Grafing 2014, S. 90. Vgl. dazu auch das sehr informative Buch von Manuela Oetinger, Die Chakras, Grafing 2008

Wie problematisch ein unkontrollierter Aufstieg der Kundalini sein kann, dokumentiert auf erschütternde Weise der autobiographische Bericht des aus Kaschmir stammenden Brahmanen Gopi Krishna. Er wäre anhand innerer Verbrennung beinahe gestorben oder in den Wahnsinn gefallen. Allerdings gelangte er nach Meisterung der Krise, die viele Jahre anhielt, auch zu tiefen spirituellen Einsichten. „Wenn wir die ungeheure Weite des Universums im Auge behalten, wird die Vorstellung des Schöpfers so überwältigend, dass sie jenseits der Fassungskraft des menschlichen Gehirns bleibt. Selbst das entwickelte Bewusstsein eines Ekstatikers, obwohl in sich selbst eine unzerstörbare universale Substanz, erhaben über den sinnengebundenen menschlichen Intellekt, ist völlig unfähig, die wahre Natur des unermesslichen Urgrundes zu erfassen. … Noch klarer ausgedrückt, kann der transzendentale Zustand nichts weiter sein als ein flüchtiger Einblick in einen winzigen Bruchteil der überbewussten Welt, die erleuchtet wird von den Strahlen einer gewaltigen, unerschaubaren Sonne in derselben Weise, wie wir mit unserer normalen Sicht nur einen kleinen Teil des gigantischen physikalischen Weltalls um uns herum sehen.“[67] Der letzte Absatz könnte auch die Beschreibung von einer Berührung des Universellen Heilungsfeldes sein. Auch dieses wird in seiner Essenz gespeist von jener „unerschaubaren Sonne“.

Heilung hat immer mit Bewusstseinserweiterung zu tun. Eine Erkenntnis, die unbedingt Einkehr in den Medizinbetrieb der Gegenwart finden müsste. Es kann daher nicht verwundern, wenn ein so fortschrittlicher Denker wie Carl Friedrich von Weizsäcker

67 Gopi Krishna, Kundalini, Weilheim 1968, S. 104 f. Über Kundalini-Erfahrungen im Westen handelt sachkundig auch Dietmar Krämer, Der Aufstieg der Kundalini, Grafing 2016.

eine langjährige Freundschaft gerade mit Gopi Krishna pflegte und mit ihm zusammen sogar ein Buch über Perspektiven der menschlichen Evolution verfasste.[68] Weizsäcker hatte längst erkannt, welche Bedeutung den Versenkungstechniken des Ostens im Westen zukommen würde. In seinem Privathaus am Starnberger See hatte er einen „West-Östlichen-Studienkreis" ins Leben gerufen, in dem sich westliche Denker unter anderem auch mit östlichen spirituellen Meistern auseinandersetzen konnten. Weizsäcker wusste zugleich, dass die westliche Gesellschaft für diese Begegnung noch nicht reif war, weshalb er in der Öffentlichkeit kaum Andeutungen darüber machte. Erst in seinen Spätwerken schilderte er beispielsweise ein persönliches „Erleuchtungserlebnis" am Grab Ramana Maharshis. Der Hinweis auf die Arbeit Weizsäckers und anderer erfolgt an dieser Stelle auch deshalb, um zu verdeutlichen, dass es keineswegs irgendwelche Spinner oder Phantasten sind, die sich mit höheren Formen des Bewusstseins auseinandersetzen, sondern die führenden Geister der Epoche!

Die amerikanische Psychotherapeutin Bonnie Greenwell, die eine der sachkundigsten Untersuchungen zum Thema Kundalini verfasst hat und selbst tiefgreifende Transformationen erlebte, weist daher immer wieder darauf hin, dass der Westen, aufgrund seiner erschütternden Unkenntnis spiritueller Prozesse, Gefahr läuft, beispielsweise Kundalini-Phänomene als krankhaft einzustufen. „Die Gefahr besteht darin, dass wir ein mächtiges Heilungs- und Transformationsgeschehen zu einer biochemischen Fehlfunktion des Gehirns herabwürdigen. Das Gehirn mag ja so gestaltet sein, dass es sich letztendlich der transzendenten Einheitserfahrung

68 Carl Friedrich von Weizsäcker / Gopi Krishna, Yoga und die Evolution des Bewusstseins, Amerang 2012.

der Ekstase und der Selbsterkenntnis öffnen muss – aber wenn dies geschieht, hat man wohl kaum Grund, von einer Krankheit zu sprechen. Wenn das Gehirn sich den Veränderung angepasst und die Fähigkeiten entwickelt hat, der sprunghaft angestiegenen Prana-Energie und den göttlichen Eingebungen standzuhalten, dann kann es sich vielleicht weiter in Dimensionen vorwagen, die zur Zeit den Horizont der westlichen Naturwissenschaft noch überschreiten, und erst kurze Einblicke in ein Bewusstsein erhaschen, das weit über die Grenzen des Gehirns hinausreicht. Vielleicht ist ein transformierter Schläfenlappen Ausgangspunkt der künftigen Weiterentwicklung des Gehirns, des nächsten Schrittes der Evolution."[69]

Wenn sich eine traumatische Erfahrung, großer Schmerz oder eine dramatische körperliche Erschütterung in den Zellen des Körpers abgespeichert haben, dann sind gerade Yoga und Meditation geeignete Wege, um von innen heraus diese Schrecken zu überwinden. Es leuchtet ein, dass eine Aufarbeitung dieser Geschehnisse, vor allem wenn sie durch eine plötzliche Aktivierung der Kundalini erfolgt, selbst wiederum sehr schmerzhaft sein kann. Daher empfehlen alle mit dem Phänomen Kundalini vertrauten Lehrer oder Therapeuten, eine bewusste Aktivierung dieser gewaltigen Kraft nicht ohne kompetente Anleitung zu versuchen. Leadbeaters Hinweis, es handele sich „um keine gewöhnliche Kraft", kann daher nicht ernst genug genommen werden. Andererseits darf auch in der Untersuchung des Universellen Heilungsfeldes nicht außer Acht gelassen werden, dass über diese energetischen Prozesse auch Spontanheilungen erfolgen können.

69 Bonnie Greenwell, Kundalini, Bergisch Gladbach 1998, S. 146 f.

Die Religionswissenschaftlerin Karin Brucker, die auch selbst eine Kundalini-Erweckung erlebte, beschreibt dies in ihrer ausgezeichneten Monographie über die „Urkraft Kundalini“: „Ich will an dieser Stelle auch von der Möglichkeit sprechen, dass spirituelle Meister in der Lage sein können, durch entsprechende Energie-Übertragungen Patienten spontan zur Erkenntnis zu verhelfen. Auf diese Weise kann es dann zu sogenannten Spontanheilungen von Dauer kommen. Es gibt und gab in der Geschichte durchaus auch spirituelle Lehrer oder Meister, die die Krankheiten von Menschen abgenommen haben, um sie exemplarisch für andere selbst zu durchleiden und somit für die gesamte Menschheit (im Sinne der Ungetrenntheit von allem) zu erlösen. Der tibetische 16. Karmapa hatte beispielsweise zahlreiche Krebssymptome, die sich täglich an einer anderen Stelle zeigten und auch wieder auflösten. Meister dieser Art sind in der Lage, einen Beitrag zur Transformation der ganzen Welt zu leisten. Dies ist nicht zuletzt die zentrale Erlösungsidee von Jesu Tod am Kreuz.“[70]

Solche Phänomene, die von erwachten Menschen bewusst und willentlich ausgelöst werden können, sind ein weiteres Indiz dafür, dass hinter den unterschiedlichsten Formen des Heilens ein einheitliches, universelles Heilungsfeld wirkt!

70 Karin Brucker, Die Urkraft Kundalini, München 2010, S. 280

Fohat

Wie im Kleinen so im Großen. Dieses Weltgesetz wurde bereits dargestellt und muss auch im Zusammenhang mit Kundalini beachtet werden. Die schöpferische und transformative Kraft der Kundalini ist nur ein Abbild einer universellen Energie, die alles Leben der Schöpfung durchdringt. Es ist gleichsam die dynamische göttliche Schöpfungskraft. In den uralten Überlieferungen des Ostens wird diese Ur-Kraft als *Fohat* bezeichnet. „Durch Fohat werden die Ideen des Universalgeistes der Materie aufgeprägt. Die für Fohat gelegentlich benutzte Bezeichnung „elektrische Energie des Kosmos" mag eine schwache Vorstellung von seinem Wissen vermitteln. Aber dann müssen zusätzlich zu den allgemein bekannten Eigenschaften der elektrischen Energie weitere hinzugefügt werden, einschließlich Intelligenz. Interessant ist die Tatsache, dass die moderne Wissenschaft selbst erkannt hat, dass alle Denkprozesse und Gehirnaktivitäten von elektrischen Phänomenen begleitet werden."[71] Das alles umfassende Heilungsfeld ist deswegen „universell", weil es untrennbar mit der gesamten Schöpfung verbunden ist. Das uralte Konzept von *Fohat* drückt diese Idee von der „Einheit allen Lebens" in vollendeter Schönheit aus. Wer nicht bereit ist, diese Erkenntnis als Schauung der großen alten Seher zu akzeptieren, der mag sich vielleicht mit vergleichbaren Konzepten der modernen Wissenschaft anfreunden können.[72]

71 Helena P. Blavatsky, Die Geheimlehre (Studienausgabe), Satteldorf 1999, S. 117

72 Vgl. dazu Hans-Peter Dürr, Es gibt keine Materie, Amerang 2015 und Renée Weber, Alles Leben ist Eins, Amerang 2012

Die seriöse esoterische Tradition hat die Wirkungsweise der universalen Schöpfungskraft in allen Einzelheiten beschrieben – in ihrer manifesten und in ihrer unmanifesten Form. „Fohat ist im unmanifestierten Universum etwas anderes als in der phänomenalen kosmischen Welt. In der phänomenalen kosmischen Welt ist er die okkulte, elektrisch-energetische Lebenskraft, die, den Willen des schöpferischen Logos erfüllend, alle Formen zusammenführt und vereint und ihnen den ersten Impuls gibt, der später zum Gesetz wird. Aber im unmanifestierten Universum ist Fohat anders, etwa so wie Eros etwas anderes ist als der spätere geflügelte Cupido, d.h. die Liebe. Fohat hat noch nichts mit dem Kosmos zu tun, denn der Kosmos ist ja noch nicht geboren, und die Götter schlafen noch im Schoß von „Vater-Mutter". Er ist eine abstrakte philosophische Idee. Er stellt noch nichts selbst her, sondern ist einfach die potenzielle schöpferische Kraft, durch deren Aktivität sich das NOUMENON aller zukünftigen Phänomene sozusagen teilt, um sich dann in einem mystischen, übersinnlichen Vorgang wieder zu vereinen und den schöpferischen Strahl auszusenden. Wenn der „göttliche Sohn" hervorbricht, wird Fohat zur treibenden Kraft, zur tätigen Macht, welche bewirkt, dass das EINE im kosmischen Manifestationsbereich ZWEI und DREI wird. Das dreifache Eine differenziert sich zur Vielheit, und dann wird Fohat transformiert in jene Energie, durch die die elementalen Atome zusammengeführt und veranlasst werden, sich zusammenzuschließen und zu verbinden."[73]

Diese Darlegungen sind tiefsinnig und erschließen sich vielleicht nicht unmittelbar jedem Leser. Sie verdienen es aber, an dieser

73 Blavatsky, Geheimlehre, a.a.O., S. 130

Stelle erwähnt zu werden, um anzudeuten, welche kosmische Verbindung zwischen dem Menschen und dem Universum besteht. Wenn man in dieses Geheimnis auch nur ein wenig eindringt, öffnet sich ein leichterer Zugang zu dem Abbild dieses universellen Geschehens im Heilungsfeld.

6.

Heilung ist ein pfadloses Land

Es ist unschwer erkennbar, dass diese Kapitel-Überschrift eine Abwandlung von Krishnamurtis berühmtem Satz ist: „Die Wahrheit ist ein pfadloses Land." Er sprach diese Worte im August 1929, als er alle um ihn herum aufgebauten Organisationen auflöste und fortan frei und unabhängig seinen eigenen Weg ging. Der tiefere Sinn der Aussage liegt darin, dass *erst im Gehen* sich der individuelle Weg zur Wahrheit zeigt. Es gibt keinen ausgetretenen Pfad, dem man problemlos folgen kann. Und das gilt auch für die Heilung! Sie ist ein individueller, einzigartiger Umgang mit einer Krankheit – und ihren Heilungsmöglichkeiten.

Es ist an dieser Stelle vielleicht hilfreich, sich in Erinnerung zu rufen, dass das Wort „immun" vom Lateinischen *immunis* abstammt, das nicht zuletzt auch *frei* bedeutet. Immun für eine Krankheit zu sein, meint daher auch, im tieferen Sinn frei von ihr zu sein. Heilung scheint offensichtlich in einer engen Verbindung zur Freiheit zu stehen!

Wer sich selbst heilen möchte, muss also dafür eine Reise antreten – eine Reise nach innen. Es ist beeindruckend, in diesem Zusammenhang die Ausführungen von Hans-Peter Dürr zu hören. Auf den zitierten Satz von Krishnamurti angesprochen, wonach das Gehen die Grundvoraussetzung darstelle, um Wahrheit zu erkennen, antwortete Professor Dürr:

„Genauso ist es! Ich habe diesen Satz das erste Mal in China gehört. Ich gehe – und damit entsteht ein eigener Pfad. Und natürlich beinhaltet dieser Satz auch, dass es durch diesen Prozess immer mehr „Pfade" gibt. Es geht um die Erweiterung der Wirklichkeit. Die Wirklichkeit ist nichts Statisches. Wir sehen die Expansion des Universums. Es entfernt sich ständig. Durch das „Gehen" erfahre ich eine immense Zunahme meiner Gestaltungsmöglichkeiten. Es geht doch nicht darum, wie in einem Gefängnis, nur ein paar Handgriffe zu erlernen.

Die Lehre vom „pfadlosen Pfad" nimmt natürlich auch Bezug auf die Sinnfrage. Die Antwort auf die Sinnfrage ist immer nur die Antwort der jeweiligen Stufe! Wenn ich in eine bestimmte Richtung weitergehe, wird sich etwas Neues zeigen. Ich empfinde das als ein großes Glück. Vor allem, wenn ich das Erkannte als Geschenk an andere weiterreichen darf. Das ist für mich ein ganz wesentliches Element von Freude und Glück."[74]

In diesen Worten des großen Physikers schwingt viel Ermutigung mit, eine Ermutigung, die für den Weg zur Heilung von elementarer Bedeutung ist. Wer auf dem Weg zum Universellen Heilungsfeld zweifelt, legt mit jedem Zweifel eine Last auf seine Schultern, die den Weg beschwerlicher macht; und mit wachsender Beschwerlichkeit mehren sich die Zweifel. Ein Teufelskreis!

Wenn die „Heilung ein pfadloses Land" ist, dann muss die Medizin ihr altes Diagnose- und Behandlungsmodell, das doch recht

74 Hans-Peter Dürr, Es gibt keine Materie!, Amerang 2012, S. 81 f.

statisch ist, zurücklassen und eine neue Dynamik entfalten. Wenn Krankheit, wie dargelegt, auch mit Erkenntnis zu tun hat, dann geht es um den *ganzen* Menschen, nicht um ein Problem hier oder eine Schwierigkeit dort. Fortschrittliche Mediziner haben diesen Zusammenhang längst erkannt: „Die moderne Medizin basiert auf einer Denkweise, die Krankheit als vorübergehendes Ereignis ansieht. Das Ereignis beginnt mit „Symptomen" und endet mit einem „Heilverfahren". Zentrum dieses Geschehens ist das Verschreiben eines Medikamentes oder die Durchführung einer Operation. Doch Gesundheit ist größtenteils kein Ereignis, sie ist ein Prozess. Sie ist nicht wie ein Fels, sondern mehr wie ein Fluss."[75]

Eine Formulierung, die nahezu poetisch und für einen Mediziner doch eher ungewöhnlich, dafür umso bemerkenswerter ist: „Gesundheit ist mehr wie ein Fluss!" Dieser Fluss steht in einem engen Zusammenhang zum „Fluss des Lebens", auf dem dann natürlich, um im Bild zu bleiben, das eigene „Boot des Lebens" schwimmt. Es geht bei der echten Heilung darum, sein „Lebensboot" wieder in der Flussmitte zu verorten und dann auf dem kraftvollen Strom mit Lebensfreude und Tatendrang zu neuen Ufern aufzubrechen. Zu Ufern, die vorher noch niemand betreten hat!

75 Church, a.a.O., S. 307

Jede Heilung ist individuell

Mit dem beginnenden Erwachen einer ständig wachsenden Anzahl von Menschen zeigt sich eine immer größere Kreativität und eine umfassendere Sicht der Wirklichkeit. Eine Sichtweise, die zudem in einem dynamischen Wachstum begriffen ist. Starre Zuordnungen gehören der Vergangenheit an. Sie werden emporgehoben und aufbewahrt in einer höheren Wahrheit. Nierenprobleme *können* auf unterdrückte Ängste hinweisen – müssen es aber nicht. Die „Organsprache" relativiert sich auf natürliche Weise, weil die Individualität des Menschen deutlich ausgeprägter ist als noch vor hundert oder selbst vor fünfzig Jahren. Jeder Mensch kommt „mit seinen ganz individuellen Sorgen und Nöten", schreibt Renée Bonanomi, um dann fortzufahren: „Jede Einschränkung ist kontraproduktiv, nur das Geschehenlassen bringt Wachstum."[76] Diese Einsicht betrifft sowohl den Heiler als auch den Patienten. Solange der Heiler sich nicht selbst gefunden hat, wird er auch keine Menschen heilen können, für die Selbsterkenntnis der Schlüssel zur Gesundwerdung ist. „Wenn man nicht weiß, wer man ist, dann muss man kopieren. Nur wenn ein Mensch sich selbst findet, sich selbst erspürt und begreift, dann lebt er die göttliche Schöpfung in sich. Dann ist er die Schöpfung."[77] Man könnte ergänzen: Dann ist er mit dem Universellen Heilungsfeld verbunden und wird zum Gefäß für die Göttliche Heilkraft! „Die heilende Energie strömt – und Heilung geschieht."[78]

---

76 Renée Bonanomi, Heilung geschieht im Jetzt, Grafing 2012, S. 95
77 Ebd., S. 96
78 Ebd., S. 100

Die zahllosen Fälle von Spontanheilung, die inzwischen in etlichen Publikationen gut dokumentiert worden sind[79], belegen überzeugend, dass alle medizinischen Aussagen *relativ* sind. Sie müssen keinesfalls falsch sein, aber sie haben ganz sicher keinen Absolutheitscharakter. Eine Grippe dauert nicht immer sieben Tage, eine OP-Nachsorge nicht immer fünf Tage – und *es gibt keine unheilbaren Krankheiten.* Auch wenn eine ärztliche oder 'wissenschaftliche' Erkenntnis in hundert Fällen bestätigt wurde, genügt der abweichende hundertunderste Fall, um die Erkenntnis entweder zu relativieren oder gar zu falsifizieren. Damit ist kein Plädoyer für ein irrationales Verhalten verbunden, sondern ein Aufruf, das Ungewöhnliche, das Unerwartete oder vielleicht sogar das Unerhörte für möglich zu halten. Heilung ereignet sich oft durch Selbsterkenntnis – und Selbsterkenntnis kann immer und jederzeit geschehen.

Heilung durch innere Öffnung

Das Gehirn ist wandelbar; das Bewusstsein ist wandelbar; der Mensch ist wandelbar! Die entscheidende Voraussetzung dafür ist eine innere Öffnung oder auch eine innere Umkehr. Hier kommt erneut die Erinnerung an das Jesus-Wort von der „Metanoia".

Schon seit Anfang der Siebzigerjahre kamen Neurowissenschaftler zu der damals bahnbrechenden Einsicht, dass bestimmte 'Teile' des Gehirns einsprangen, wenn andere, etwa durch einen Unfall,

79 Vgl. Michel, Spontanheilung, S. 141 ff.

unwiederbringlich geschädigt waren. Man musste das alte Bild vom Gehirn aufgeben und prägte den Begriff von der „Neuroplastizität“. Wie weit man inzwischen auch in naturwissenschaftlichen Kreisen bereit ist zu gehen, macht der amerikanische Psychiater Norman Doidge deutlich:

„Auf meinen Reisen habe ich einen Naturwissenschaftler kennen gelernt, der geburtsblinden Menschen das Sehen ermöglicht, und einen anderen, der Taube hören lässt. Ich habe mit Menschen gesprochen, die Jahrzehnte zuvor einen Schlaganfall erlitten hatten und als unheilbar galten und die mithilfe neuroplastischer Methoden wieder vollständig genesen waren. Ich bin Menschen begegnet, die ihre Lernbehinderungen überwunden und ihren Intelligenzquotienten verbessert haben. Ich habe gesehen, wie Achtzigjährige ihr Gedächtnis mit geeigneten Übungen so trainieren können, dass es wieder so leistungsfähig ist wie im Alter von fünfundfünfzig Jahren. Ich habe beobachtet, wie Menschen ihr Gehirn allein mithilfe ihrer Gedanken neu strukturierten, angeblich unheilbare Zwangsvorstellungen ablegten und Traumata überwanden. Und ich habe mit Nobelpreisträgern gesprochen, die über ein neues Modell des Gehirns debattierten, das die neuen Erkenntnisse über dessen Wandelbarkeit mit einbezieht.“[80]

Man muss es noch einmal deutlich herausheben: Hier kommt die Stimme der Naturwissenschaft zu Wort, nicht jene der Heiler und spirituellen Vordenker! Die Kognitions- und Neurowissenschaften räumen heute, aufgrund harter wissenschaftlicher Fakten, unumwunden ein: „Das Gehirn ist ein offeneres System, als wir für möglich gehalten hätten.“[81] Es scheint nicht vermessen zu sein, wenn man auf diesem Gebiet die Hoffnung hegt,

80 Doidge, a.a.O., S. 15
81 Ebd., S. 41

bald weitere Bestätigungen – sofern man danach verlangt – für Behauptungen zu erhalten, die Heiler seit Jahrzehnten vertreten. Wer innerlich loslässt, wer bereit ist, bestimmte Geschehnisse erst einmal anzunehmen, anstatt sie sofort zu beseitigen, und wer vom „Tun" zum „Sein" wechselt, der ist auf dem „Heilungsweg ins pfadlose Land" bereits ein gutes Stück vorangekommen.

Man muss wohl *von innen* schauen, um wirklich zu verstehen, wie eine innere Öffnung und Umkehr, wie ein Erwachen, eine Bewusstwerdung auf das Heilungsgeschehen einwirkt. Renée Bonanomi hat in ihrem letzten Werk „Heilung geschieht im Bewusstsein" diesen Prozess sehr detailliert beschrieben und dabei den individuellen Charakter des Geschehens hervorgehoben.

„Das heilende Bewusstsein weiß, dass das Erkennen der Weg der Heilung ist. Bei jedem verläuft dieser Weg anders, denn jeder beschreitet ihn mit anderer Geschwindigkeit und Zielstrebigkeit und mit anderen Erfahrungen. Das, was man im Allgemeinen als Heilung bezeichnet, ist eine individuelle Bewusstseinswandlung. … Diese Wandlung erfordert manchmal mehr, manchmal weniger Impulse von außen. Jeder Mensch ist auf der feineren und höheren Ebene vollkommen. … Wer bewusst ist, wird nicht krank! Ein Mensch wird nicht krank, um zu leiden, sondern um zu *erkennen*. Das ist ein gewaltiger qualitativer Unterschied, ein immenser Fortschritt für das Bewusstsein! Jede Krankheit bringt eine bestimmte Schwingung mit sich; und bestimmte Handlungen haben die Schwingung produziert. Dies löst eine Schwächung des Körpers aus, die zu einem Konflikt führen kann. Der Konflikt zwischen Wissen und Nicht-Wissen meldet sich durch den Körper. Wenn es keinen Konflikt mehr gäbe – was sicher eine Vision für die Zukunft beinhaltet – dann entfiele die Notwendigkeit für das

„Signal Krankheit"! Der Körper wirkt als Vermittler und sagt: „Du hast das Bewusstsein in Dir in Unbewusstes verwandelt und mich darin erstarren lassen. Wache auf und werde Dir wieder bewusst!" Das Bewusstsein setzt den Körper als Vermittler ein. Es ist, das muss hier immer wieder betont werden, das Ergebnis eines langen (kosmischen) Prozesses, der vermutlich auch nicht in einigen wenigen Jahren umkehrbar sein wird – wobei sich zurzeit Prozesse ungeheuer beschleunigen und Vorhersagen unzuverlässig sind."[82]

Der Schlüsselsatz dieses Abschnittes ist wohl die Aussage: „Wer bewusst ist, wird nicht krank!" Das ist radikal, sehr radikal. Man muss diesen Satz, um ihn richtig einzuordnen, neben den ähnlich radikalen Satz eines großen Physikers setzen: „Es gibt keine Materie!" Wenn Hans-Peter Dürr recht hat mit seiner Aussage – dann hat auch Renée Bonanomi eine wahre Behauptung aufgestellt. Wenn hinter allen Phänomenen, hinter allen Geschehnissen eine verborgene Ordnung waltet, die wir uns nicht scheuen, hier GOTT oder GEIST zu nennen, dann liegen auch im menschlichen Geist, dem Abbild des großen GEISTES, die Ursachen für alle Disharmonien, Un-Ordnungen und Krankheiten. Um gesund zu werden, muss der individuelle Geist wieder in Harmonie mit dem GEIST kommen. Mit jenem GEIST, der sich im Gebiet der Heilung im Universellen Heilungsfeld manifestiert.

Renée Bonanomi spricht ganz unmissverständlich davon, wie unwahrscheinlich es ist, dass wir morgen einen totalen gesellschaftlichen Bewusstseinswandel erleben, der in einer Fülle von Selbstheilungen mündet. Sie warnte daher schon in einem früheren

82 Renée Bonanomi / Katarina Michel, Heilung geschieht im Bewusstsein, Grafing 2015, S. 123 ff.

Werk vor Leichtgläubigkeit und Selbstüberschätzung: „Es ist momentan so eine Mode, sich selbst heilen zu wollen, alles aus eigener Kraft zu schaffen. Aber wenn das entsprechende Bewusstsein nicht vorhanden ist, dann ist auch die Selbstheilungskraft begrenzt!“[83] Heilung geschieht im Bewusstsein – das ist das Grundgesetz! Auch die großen Heiler, die selbst erlebt haben, welche 'Wunder' möglich sind, verfallen nicht einer Hybris. Sie kommen nicht auf die Idee, Heilung „beim Universum zu bestellen“ oder sich gar Heilung „zu wünschen“. Es geht um innere Öffnung, um inneres Erwachen und um inneres Bewusstwerden. Auch Jesus konnte nur jene heilen, die wahrhaft „Glauben“ besaßen.

Heilung und Religion

Der weltweite Heilungskosmos ist genauso vielfältig wie das religiöse Umfeld, in dem er sich abspielt. Priesterheiler, Medizinmänner, Schamanen, Heilige, Yogis, Tantriker oder Medizinlamas handeln überall auf der Welt aus ihrer jeweiligen spirituellen Tradition heraus. Dazu kommen noch „Jenseitsärzte“, wie etwa der Fall des „Dr. Fritz“ oder anderer, die durch ein Medium regelrechte Operationen durchführen.[84] Vor zwei oder drei Jahrzehnten wurden solche Vorgänge noch belächelt, inzwischen sind die Skeptiker aufgrund der seriösen Dokumentationen solcher Fälle weitgehend verstummt und versuchen, sie durch Ignorieren auszublenden.

83 Dies., Wie Heilung ohne Heiler geschieht, Grafing 2013, S. 91

84 Vgl. dazu: Andreas Resch, Heilen - Formen und Perspektiven, Innsbruck 2015, S. 28 ff.

Die Glaubwürdigkeit solcher ungewöhnlichen Heilungen ist für Zweifler natürlich vor allem dann besonders hoch, wenn sie von im westlich-medizinischen System ausgebildeten Menschen erfahren wurden. Hier gilt anscheinend die geschulte westliche Ratio als Kriterium, nicht von irgendeinem Scharlatan getäuscht worden zu sein. Dabei wird übersehen, dass die Augenzeugen, neben ihrer Ausbildung, vor allem eines waren – krank!

Der Schweizer Urs Gisler, der heute selbst einer der angesehensten Heiler der Schweiz ist, erkrankte in jungen Jahren an einem Tumor der Bauchspeicheldrüse. Er hörte von den Geistchirurgen auf den Philippinen und brach umgehend dorthin auf. Seine eigene Heilung schildert er in bewegten Worten: „Ein Helfer von Placido bat mich, mit freiem Oberkörper auf einem Behandlungsbett zu liegen. Placido betrat den Raum. Mir fielen sein Kurzarmhemd und seine unbedeckten Unterarme auf. Nach einer kurzen Begrüßung begann er mit seiner Behandlung. Er legte seine Hände auf meine Bauchdecke, und ich spürte zuerst seine tastenden Finger auf der Oberfläche meiner Haut, bevor seine Fingerspitzen durch die Bauchdecke eindrangen. Ich spürte ein leichtes Ziehen und sah, wie Placido immer wieder Gewebe aus dem Bauchinneren entfernte und in einer dafür bereitgestellten Nierenschale deponierte. Erst viel später begriff ich, dass es sich um die materialisierte Krankheit handelte. Ich war völlig fassungslos über diesen Vorgang und schaute gebannt zu. Zum ersten, aber nicht zum letzten Mal erlebte ich, wie die Grenzen unseres Verstandes überschritten werden können."[85]

85 Urs Gisler, Geistheilung, Grafing 2016, S. 16

Eine ähnlich dramatische Heilung erlebte der deutsche Frauenarzt Egbert Asshauer bei einem tibetischen Schamanen. Asshauer litt über Jahre an Nierensteinen und schmerzhaften Nierenkoliken, die ihn vor allem auf Reisen oft schwer behinderten. Asshauer war ein enger Freund des Dalai Lama, und dieser empfahl ihm, einen bestimmten Schamanen aufzusuchen, der ihm helfen würde. Wer würde einen Ratschlag des Dalai Lama ausschlagen – und so suchte Asshauer den Mann auf.

„In der nächsten Nacht bei Sonnenuntergang – es war gerade Vollmond – fanden wir uns in der Hütte des Schamanen ein. Er hieß Wangchuk. Nur die Butterlampen auf dem Hausaltar erleuchteten den kleinen Raum. Wangchuk saß mit gekreuzten Beinen in einfacher bäuerlicher Kleidung auf seinem Lager, vor sich einige rituelle Gegenstände, wie Glocke, Vajra und eine Handtrommel. Unter eintönigem Singen von Mantras legte er Stück für Stück seine Schamanenkleidung an, die der Tracht eines Indianerhäuptlings ziemlich ähnlich war. Wir dachten, er falle nun in Trance, aber dem war nicht so. Er hatte seine Gottheiten angerufen und verwandelte sich nun, so flüsterte uns der tibetische Arzt zu, in einen Tiger. Schließlich forderte er mich auf, meine rechte Nierengegend frei zu machen, wo ich den Stein vermutete – ich wusste es in dem Moment wirklich nicht genau –, bedeckte sie mit einem Stück roter Gaze und setzte ein Kuhhorn darauf. Er sog daran, sog noch einmal, aber nichts passierte. Ob ich sicher sei, dass der Stein da sitze, wollte der Schamane wissen. Ziemlich sicher, antwortete ich. Er kehrte auf seinen Platz zurück, sang und trommelte wieder und verwandelte sich nun in einen Adler. Er wiederholte seine „Operation“, dieses Mal mit Erfolg. Er spuckte zwei relativ große, kantige, blutverschmierte Steine in seine Hand, größer als die, welche früher bei mir abgegangen waren, und gab sie mir strahlend.

Die Analyse der Steine zu Hause ergab, dass sie mit Nierensteinen kompatibel waren. Im Röntgenbild war ein Nierenstein, der schon länger bekannt war, zwar noch zu sehen, aber seitdem habe ich nie wieder eine Kolik gehabt, und eines Tages war auch der Stein auf dem Röntgenbild verschwunden. Es wäre vergeblich, dafür eine rationale Erklärung zu suchen."[86]

Möglicherweise ist der Hinweis auf ein *Universelles* Heilungsfeld genau die Erklärung, die Dr. Asshauer gesucht hat. Dieses Heilungsfeld ist von keinerlei religiösen Prägung abhängig, aber über jede religiöse Tradition erreichbar. Ein „Jenseitsarzt", ein philippinischer Geistchirurg oder ein tantrischer Schamane können sehr wohl dieses Feld berühren, wenn sie in ihrer jeweiligen innerlichen Ausrichtung lauter und erwacht sind. Die Form ist ohne Bedeutung, allein die innere Einstellung entscheidet.

Pater Pio ist wohl die bedeutendste Persönlichkeit des mystischen Christentums im 20. Jahrhundert. Vielleicht hätte er nicht diese schier unglaubliche Berühmtheit erlangt, die auch fast fünfzig Jahre nach seinem Tod nahezu ungebrochen ist, wären nicht so viele „Wunderheilungen" bekannt geworden, die in Zusammenhang mit seinem Wirken gebracht werden.[87] Pater Pio hat immer wieder betont, er habe keinen Dank verdient, da es „allein die Gnade Gottes" sei, welche die Heilungen bewirke. Es kann jedoch kein Zweifel daran bestehen, dass Pater Pio sich zeitlebens mit einer göttlichen Kraft verbunden fühlte, aus der er schöpfte und die ihn durch eine „Art innerer Eingebung" wissen ließ, was er zu tun

86 Egbert Asshauer, Tantrisches Heilen und tibetische Medizin, Grafing 2005, S. 140 f.

87 Vgl. dazu: Johannes Clausner, Pater Pio, Amerang 2014

und zu sagen habe. Es war eher seine Größe und Bescheidenheit als fehlendes Wissen, die ihn die Geheimnisse seiner Heilungen nicht enthüllen ließ. Ähnlich wie Sokrates wusste er aufgrund seiner tiefen Schauungen, dass er nichts wusste. Die Größe und Allmacht GOTTES, von der auch das Universelle Heilungsfeld nur *ein* Ausdruck ist, ließ ihn ehrfürchtig verstummen.

Es gibt allerdings auch die „Stillen im Lande", die nicht heiliggesprochen werden oder in den Schlagzeilen auftauchen, aber nicht weniger wunderbare Heilungen verbringen. Von einer solchen berichtet der Wissenschaftshistoriker Prof. Harald Wallach: „Ich habe einmal eine alte Heilerin besucht, Ursula Kress, weil ich wissen wollte, wie sie arbeitet und was ihr Modell vom Heilen ist. Sie hat mir vorher viele Fallberichte geschickt, manche davon gut dokumentiert. Oftmals waren schwere Fälle missgebildeter Kinder darunter, die unter ihrer Hand wieder gerade laufen lernten, gleichlange Glieder bekamen und derlei unglaubliche Geschichten. Ich wollte wissen, was sie da macht. Sie sagte: „Ich stelle mir vor, wie es sein soll, und genau so wird es dann." Dies halte ich für einen zentralen Satz, der das gut trifft, was ich hier versuche mit dem Wort „Glauben" zu umreißen. Wir müssen in uns eine Vorstellung entwickeln – ob als Patienten oder als Therapeuten –, wie etwas sein soll und werden könnte, dann haben wir auch die Chance, dass es so wird. Ob es so wird, steht nicht in unserer Hand. Aber ohne eine solche positive Vision wird es schwierig werden."[88] Mit dieser Aussage „„eine Vorstellung zu entwickeln", nähert sich Wallach bereits der Idee eines Heilungsfeldes, weshalb es verwundert, dass er nahezu im selben Abschnitt seines ausgezeichneten Buches das

88 Harald Wallach, Bittere Pillen, München 2011, S. 183

Dialogische stärker betont als das individuelle Einstimmen auf die – wie immer geartete – göttliche Heilungskraft. „Der Glaube kann sich interessanterweise aber immer nur in der Begegnung mit einem Heiler zeigen. „Frei schwebend" können wir offenbar nicht stark genug glauben. Daher richten wir unsere Erwartung immer auf einen anderen: Einen mächtigen Arzt, einen mächtigen Heiler oder Therapeuten. Denn in diesem Begegnungskontext entsteht genau jener Funken Glauben, aus dem Heilung kommt. Vielleicht können wir ja wirklich auch so genügend Glauben mobilisieren, aber das ist wohl schwer. Insofern heißt Glauben immer: Vertrauen in ein Gegenüber, das mir durch seine Zuwendung und das, was er oder sie sonst noch an Möglichkeiten hat, helfen kann. Es wäre vermutlich irreführend, diese Heilung dann jemandem Bestimmten zuschreiben zu wollen: Dem Heiler, dem Doktor, dem Therapeuten, dem Patienten. Es ist immer die Interaktion zwischen beiden, das Dazwischen sozusagen, das diesen Glauben entfacht."[89]

Mit dem letzten Satz kommt Wallach Bubers „Dialogischem Prinzip" ganz nahe, das ja auch in der „Begegnung" das verborgene Göttliche aufscheinen lässt. Wallach beschreibt zudem zweifellos eine real existierende gesellschaftliche Wirklichkeit – doch diese steht gerade im Begriff, sich weiterzuentwickeln. Es mag vielleicht noch „schwer sein, genügend Glauben zu mobilisieren", aber wenn eine Heilerin, wie die vom ihm beschriebene Frau Kress, dies vermag, dann sollte es auch ihren Patienten möglich sein. Der Prozess ist in seiner Struktur identisch. Und auch für jede Heilerin und jeden Heiler gilt natürlich: Heilung ist ein pfadloses Land!

89 Ebd., S. 182 f.

Heilung jenseits der Religion

Wer Zweifel an einer gesellschaftlichen Veränderung hegt oder gar an der Borniertheit des wissenschaftlichen Betriebes mit der Pharma-Lobby als treibender Kraft verzweifelt, den wird es hoffnungsfroh stimmen, dass eine „Hardcore-Wissenschaftsverlagsgruppe“ (Elsevier) ein Buch über „Energiemedizin“ herausgebracht hat, das sogar mehr als eine Auflage erlebt! In diesem medizinischen Fachbuch stehen tatsächlich Sätze wie die folgenden: „Von Skeptikern wird die Schwingungsmedizin mit mystischen, übernatürlichen, okkulten, pseudowissenschaftlichen, versponnenen, zwielichtigen, verquasten New-Age-Dingen in einen Topf geworfen oder schlichtweg für unglaubwürdig gehalten. Die dynamischen Energiesysteme des Körpers werden als „subtile, physikalisch nicht fassbare Energien“ abgetan. Doch diese Kritiken sind überholt, nachdem die moderne Forschung bestätigen konnte, dass es tatsächlich dynamische Energiesysteme in lebenden Organismen gibt, an denen dieselben Feldphänomene beteiligt sind, die Physiker schon seit längerer Zeit erforscht haben. So beginnt sich z.B. die klinische Medizin oszillierende Magnetfelder zu Nutze zu machen, um einen „Schnellstart“ der Heilung zu bewirken. Der therapeutische Einsatz von Schwingungen ist weder Magie noch Aberglauben, sondern stützt sich auf Biologie, Chemie und Physik.“[90]

Doch der Autor geht noch weiter. Kam im vorherigen Zitat noch die naturwissenschaftliche Forschung zu Wort, so räumt Osch-

90 James L. Oschman, Energiemedizin, München 2009, S. 95

man in einem „Wirkmechanismen“ überschriebenen Abschnitt sogar ein, die *heilenden Hände* seien jeder Apparatemedizin überlegen: „Die Fähigkeit, heilende Energie auszustrahlen und darauf zu reagieren, hat sich als natürliches Konstitutionsmerkmal lebender Systeme entwickelt. Wenn diese Hypothese zutrifft, folgt daraus ganz einfach, dass sich mit keinem einzigen medizinischen Gerät, und sei es noch so hoch entwickelt, jemals dieselbe Wirksamkeit und Sicherheit erreichen lässt wie mit einem natürlich erzeugten Signal, das auf lebendes Gewebe angewendet wird.“[91] Das heißt in einfachen Worten: Heilen mit den Händen ist die wirksamste Heilform, die wir kennen! Das ist nun für spirituell denkende Menschen wahrlich keine neue Einsicht – aber diese Aussage steht in einem wissenschaftlichen Medizinfachbuch!!

Der 'Schutzwall', den die Orthodoxie im medizinisch-pharmazeutischen Bereich aufgebaut und der jahrzehntelang gehalten hat – beginnt zu bröckeln. Heute ist es fast schon normal, wenn eine Biochemikerin schreibt: „Ich erkannte, dass unsere Zellen und Moleküle einem göttlichen Plan und allgemeinen heiligen Naturgesetzen folgen.“[92] Damit wird das Heilen zu einem spirituellen Geschehen, das die Grenzen der Religionen überschreitet. Dieses Heilen ist keinesfalls a-religiös, sondern es drückt eher eine Spiritualität aus, die man *trans-religiös* nennen könnte. Wenn Mediziner das Heilungsgeschehen daher mit einer „universellen Frequenz“ verknüpfen, dann reden sie de facto fast schon vom Universellen Heilungsfeld. „Es scheint keine Rolle zu spielen, welches Glaubenssystem den Heiler in diesen Zustand (von ca. 7,83 Hz Gehirnströmen, d.Verf.) versetzt; sie rufen ganz verschie-

91 Ebd., S. 73
92 Barrett, a.a.O., S. 17

dene heilende Mächte herbei, von Kwan Yin über Jesus Christus bis zur Weißen Büffelfrau. Dennoch scheinen alle eine universelle Frequenz anzuzapfen, die mit Heilung zu tun hat und unabhängig von der Glaubensstruktur des Heilers wirkt."[93]

Weltanschaulich *neutrale* Heiler, wie etwa Krishnamurti oder Renée Bonanomi, haben diese Überzeugung bei all ihren Heilungen vertreten. Das „Feld", aus dem sie alle schöpfen, ist zu gewaltig, zu allumfassend und zu heilig, um es durch Begrenzungen oder Personalisierungen zu entweihen. Es ist „universell" im tiefsten Sinne, es ist „dem Einen (unum) zugewandt" oder vielleicht sollte man präziser sagen, „es ist auf das Eine zurückgewandt". Diese Rückwendung und die aus der daraus folgenden Verbindung mit dem Einen geschehende Heilung spielt sich ausschließlich im Bewusstsein ab. Daraus folgt dann erst die Manifestation auf der physischen Ebene, die in eine sichtbare Heilung des Körpers einmündet.

„Das Bewusstsein ist die eigentliche Kraft, die heilt. Das Bewusstsein ist eine Magnetkraft, die anzieht. Ein Heiler muss in einem höheren Bewusstsein als der Klient leben, sonst funktioniert die Heilung nicht. Diese Magnetkraft zieht den Klienten mit seinen Problemen an. Das Wissen und die All-Liebe, welche durch den Heiler strömen, spiegeln dem Klienten seine Probleme und öffnen ihn für sein eigenes göttliches Dasein. Jedes Bewusstsein, welches weiter wächst, hat die Verantwortung für ein anderes Bewusstsein, das noch wachsen möchte. Wir Menschen tragen so Verantwortung füreinander. Aber die größte Verant-

93 Church, a.a.O., S. 108

wortung, die jeder hat, ist die Verantwortung für sich selbst, für seine eigenen Taten."[94] Es gilt, das kleine persönliche Ego hinter sich zu lassen, dem Nicht-Wissen zu entwachsen und den eigenen göttlichen Seelenfunken zu entfachen. Diese Veränderung zeigt sich durch ein inneres Erwachen – im JETZT.

Heilung geschieht im Jetzt

Durch den Erfolgstitel „Jetzt", von Eckhart Tolle, ist die mystische Erfahrung von Zeitlosigkeit einem breiten Publikum nahegebracht worden; aber natürlich ist dies keinesfalls eine neue Einsicht. Schon der große Neuplatoniker Plotin schrieb in seiner Enneade „Über Ewigkeit und Zeit" ausführlich über die nicht verbal vermittelbare Erfahrung von Zeitlosigkeit; und der mittelalterliche deutsche Mystiker Meister Eckhart sprach in seinen Predigten immer wieder vom „ewigen Nu". Ihnen allen gemeinsam war die Überzeugung von der Existenz eines Bewusstseinszustandes, der im zeitfreien Jetzt existiert. Krishnamurti war überzeugt, die wenigen Erwachten, die diesen Bewusstseinszustand verwirklicht hatten, könnten „das Bewusstsein der ganzen Menschheit beeinflussen"[95], weil alles mit allem verbunden ist.

Die moderne Quantenphysik kennt mittlerweile eine ganze Reihe von Erklärungsmodellen, die eine zeitfreie Erfahrung verständ-

---

94 Bonanomi / Michel, Heilung geschieht im Jetzt, a.a.O., S. 117

95 Krishnamurti im Gespräch mit John White. White, Was ist Erleuchtung?, Freiburg 1988, S. 161

lich machen kann. *Verschränkung* und *Nichtlokalität* wären zwei Begriffe, die hier zu nennen wären. Es geht um die Verbindung von zwei Orten oder Menschen, ohne den Raum zu durchqueren. Damit wäre auch eine Erklärung für das Phänomen der „Fernheilung“ geliefert. „Einen fähigen Geistheiler könnte man, aus Sicht der Quantenphysik, als einen Beobachter ansehen, der Raum-Zeit-Möglichkeiten in die Wahrscheinlichkeit von Heilung kollabieren lässt. Ein Gebet ist eine Absicht, die ebenfalls einen Schwarm von Möglichkeiten, der in der Möglichkeitswelle vorhanden ist, in Richtung einer bestimmten Wahrscheinlichkeit kollabieren lässt. Solche Quantenphänomene sind nicht durch Geografie oder Geschichte eingeschränkt. Einstein sagte: „Der Unterschied zwischen Vergangenheit, Gegenwart und Zukunft ist nur eine sich hartnäckig haltende Illusion.“ “[96] Allerdings war es dann gerade Einstein, der sich im Verlauf der Entwicklung der modernen Quantenphysik mit einem Phänomen wie „Nichtlokalität“ gar nicht anfreunden konnte und es gerne als „spukhafte Fernwirkung“ verunglimpfte. Inzwischen ist in diesem Punkt aber auch der berühmte Einstein des Irrtums überführt worden.

Für die Heilerinnen und Heiler drückt sich die Erfahrung von Zeitfreiheit in einer Art „Abwesenheit“ während der Dauer der Behandlung aus. Der Heiler selbst tritt hinter die Heilung zurück. „Heilung geschieht nur, wenn der Heiler nicht mehr „da“ ist!“[97] Wenn die Persönlichkeit des Heilers zurücktritt, wozu die vollständige Lösung von jeglichen egoistischen Momenten (Ich kann heilen!) erforderlich ist, dann tritt gleichzeitig sowohl die Krankheit als auch der Heilungswunsch zurück. Es gibt weder

---

96 Church, a.a. O., S. 174 f.

97 Bonanomi / Michel, Wie Heilung ohne Heiler geschieht, a.a.O., S.85

Heiler noch Patienten; sondern nur noch HEILUNG. Beide lösen sich für Momente völlig im Universellen Heilungsfeld auf.

„Als Heilerin habe ich keine Erwartung mehr an mich. Ich gehe während der Heilbehandlung in die für mich in diesem Moment höchste Schwingung von Reinheit. Ich bin auch nicht immer gleich eingestimmt; manchmal bin ich fähig, höher zu schwingen, manchmal weniger. Aber in diesem Moment gehe ich in meinen höchsten Zustand von Reinheit, dann behandele ich. Während des Behandelns gehe ich nicht darauf ein, worunter der andere leidet und ob das Leiden nun aufgelöst werden kann oder nicht. Ich bin in mir und in der Schöpferkraft verankert. „Göttliches Licht, komme herab und fließe durch mich hindurch." Dann besteht keine Notwendigkeit mehr, mich mit dem Anderen zu beschäftigen, ob er gesund wird oder nicht, ob seine Krankheit sein verborgener Wunsch ist und ob sein Wunsch erfüllt werden soll oder nicht. Ich kann alles geschehen lassen und mich danach allein dahingehend kontrollieren: Konnte ich mich hingeben? Der Rest kümmert mich nicht."[98]

Es ist ein erhebliches Maß an innerer Verwirklichung erforderlich, um derart selbst-los behandeln zu können; denn es zählt nicht einmal mehr der Wunsch, einen *Heilerfolg* zu erzielen. Ob Heilung geschieht oder nicht, hängt nur noch vom Universellen Heilungsfeld ab. Wir erleben hier die vollkommene Verwirklichung des Wortes: „Dein Wille geschehe!"

98 Dies., Heilung geschieht im Jetzt, a.a.O., S. 106

Die Heilkunst der Zukunft

Die vorstehenden Ausführungen dürften zweierlei unmissverständlich deutlich gemacht haben:

Alle Heilerinnen und Heiler stimmen in der Notwendigkeit überein, selbst zur Seite zu treten und Platz zu machen für eine Heilkraft, die hier das Universelle Heilungsfeld genannt wird.

Keiner von ihnen glaubte ernsthaft, sie beziehungsweise er würde heilen oder verfüge über die heilenden Kräfte.

Die Heilkunst der Zukunft wird also von zwei Qualitäten geprägt sein: Dienen und Demut! Bemerkenswerterweise vertrat der englische Arzt Edward Bach, der Begründer der nach ihm benannten „Bach-Blüten", bereits vor fast einhundert Jahren eine ähnliche Position, was ihn nicht nur als einen Pionier der Sanften Heilweisen, sondern auch als überaus weitsichtigen Heiler erscheinen lässt. „Der Arzt der Zukunft wird zwei große Ziele haben. Das erste wird sein, dem Patienten zur Kenntnis über sich selbst zu verhelfen. ... Solch ein Arzt muss sich eingehend mit dem Studium der Gesetze, die den Menschen beherrschen, sowie mit dem Wesen der Menschen selbst beschäftigen, damit er bei denen, die an ihn herantreten, jene Faktoren erkennen kann, die einen Konflikt zwischen der Seele und der Persönlichkeit hervorgerufen haben. ... Die zweite Pflicht des Arztes wird darin bestehen, solche Heilmittel zu verabreichen, die dem materiellen Körper helfen, Kraft zu gewinnen, und dem Geist helfen, ruhig zu werden, seinen Horizont zu weiten und nach Vollkommenheit zu streben. … Solche Heilmittel gibt es in der Natur, wo sie die Gnade des göttlichen Schöpfers zu Heilung und Trost des Menschen entstehen ließ. … Der Heiler der Zukunft wird wieder die wunderbaren, natürlichen Heilmittel zu seiner Verfügung haben, die dem Menschen von Gottes Hand geschenkt wurden, um seine Krankheit zu heilen.“[99]

Dies waren die Worte eines großen Arztes, der vielfach unentgeltlich seine armen Mitbürger behandelte und sein ganzes Leben in den Dienst am Nächsten stellte. Noch heute sind seine wirksamen Blütenessenzen für wenig Geld zu haben und leisten segensreiche Hilfestellung im Alltag.

Heute, rund hundert Jahre nach Bachs Ausführungen, berichtet ein deutsches Boulevardblatt über die US-Biotechfirma Gilead, deren Geschäftsführer, ein gewisser John Martin, *allein in einem Jahr* ein Gehalt von 193 Millionen Dollar bezog! Seine Firma brachte Medikamente gegen Hepatitis C auf den Markt, deren *Tagesdosis* 795,03 € für Harvoni beziehungsweise 637,70 € für Sovaldi kostet.[100] Der Verfasser des Berichtes kann sein Unbehagen nicht verbergen, und auch den Leser beschleicht bei der Lektüre des Artikels der Eindruck, in der Gesundheitsindustrie müsse etwas ganz furchtbar aus dem Ruder gelaufen sein. Wenn es der Menschheit nicht gelingt, wieder Zugang zu einer Sanften Medizin und zum Geistigen Heilen zu finden, wird es entweder einen „Krieg um Medikamente“ oder einen vollständigen Zusammenbruch des bisherigen Versorgungssystems geben.

Es bleibt zu hoffen, dass der Arzt Bernie Siegel recht behält, wenn er schreibt: „Ich glaube, dass jede Krankheit letzten Endes

99 Edward Bach, Gesammelte Werke, Grafing 2003, S. 186
100 Daniel Rahaus, Die teuerste Pille der Welt, *Stern* vom 25.10.2015, S. 49 ff.

mit fehlender Liebe zu tun hat oder mit Liebe, die nur bedingt ist, weil beides das Immunsystem schwächt und zu physischer Verwundbarkeit führt. Ich habe auch das Gefühl, dass Heilen immer mit der Fähigkeit verbunden ist, bedingungslose Liebe zu geben und zu akzeptieren."[101]

Wir haben im Abschnitt „Gedankenformen" aufgezeigt, dass Liebe wie ein kosmischer Lichtstrahl wirkt und unmittelbar (Nichtlokalität!) den Empfänger des liebevoll gemeinten Gedankens erreicht. Wenn man diese Erkenntnis umlegt auf Forschungen von Avantgarde-Wissenschaftlern zum Thema „kohärentes Licht", dann steht am Ende der Überlegungskette ein Satz wie der folgende: „Wenn Gedanken erzeugt werden wie Lichtfrequenzen, dann ist die Heilungsintention wohlgeordnetes Licht."[102] Der so gerne zitierte Spruch, wonach „Gedanken Kräfte sind", bekommt mit dieser Erkenntnis eine geradezu dramatisch erweiterte Bedeutung: Unser Denken bestimmt entscheidend unser Befinden *und* das Befinden unserer Umwelt! Jeder unserer Gedanken, jede Gedankenform wirkt auf die Welt; und alle Gedanken und Gedankenformen, die in der Welt gedacht werden, wirken auf uns zurück. Wo Krankheit gedacht wird, wird Krankheit manifest; wo dagegen Gesundheit gedacht wird, wird sich auch Gesundheit manifestieren. Die Zukunft der Heilkunst wird nicht von Konzernen oder Gesundheitspolitikern bestimmt; die Zukunft der Heilkunst bestimmt *jeder Einzelne* durch seine Gedanken!

101 Bernie Siegel, Prognose Hoffnung, Berlin 2003, S. 240
102 McTaggart, Intention, Kirchzarten 2013, S. 70

Die amerikanische Theologin Judy Cannato hat in ihrer faszinierenden Publikation „Am Anfang war das Feld“ diesen Gedanken aufgegriffen und ihn im Zusammenhang mit dem Leben Jesu auf Sheldrakes Theorie von den „Morphogenetischen Feldern“ umgesetzt. Sie vertritt die Auffassung, Jesu Leben und Sterben habe dem morphogenetischen Feld der Erde einen so bahnbrechenden Impuls versetzt, dass dieser noch immer nachwirke. Jener Impuls setze gegenwärtig auf Erden ein „Feld des Mitgefühls“ frei, das eine tiefgreifende planetarische Transformation auslöse. „Der neue Mensch, der ein Feld des Mitgefühls manifestiert, empfängt nicht nur Gnade, sondern wird Gnade. Sobald wir diese verfleischlichen, tun wir uns mit dem Heiligen als die Mitschöpfer zusammen, die Gnade in der Welt manifestieren. Nicht, dass wir dies noch nie getan hätten – wir sind immer lebendige, atmende Manifestationen der Gnade. Doch zumeist waren wir unbewusst – doch Bewusstsein, ein klarer Blick und Konzentrationsfähigkeit sind entscheidend, wenn wir in diesem Moment der Geschichte des Kosmos Gnade bewusst inkarnieren. Dieses Tun liegt im Kern unserer Fähigkeit zur Selbsttranszendenz. Sie ist die Vollendung der Selbsttranszendenz in unserer Zeit und zu unserer Stunde.“[103]

Als christliche Theologin, die allerdings weit über die Grenzen der Orthodoxie hinausblickt, rückt sie, ähnlich wie Krishnamurti, die Freiheit ins Zentrum ihrer Darlegungen. Die Freiheit überwindet die Angst; und wer die Angst überwunden hat, befindet sich bereits auf dem Weg zur Heilung.

„Das Erkennungszeichen unseres neuen Bewusstseins ist Freiheit, denn nur aus einer Position der Freiheit heraus können wir Menschen von Mitgefühl sein. Nur wer frei ist, kann sich vom

103 Judy Cannato, Im Anfang war das Feld, Amerang 2015, S. 194

Gejammer des Ichs ab- und voll und ganz dem Leben zuwenden. Wir können nicht ganz sein, wenn wir nicht frei sind. Aber wenn wir frei sind, ermutigen wir auch andere zur Freiheit. Freiheit ist ebenso ansteckend wie Angst; nur hat es zuweilen den Anschein, als kämen wir nicht oft genug mit ihr in Berührung.

Das morphogenetische Feld des Mitgefühls ist da. Es ist jetzt. Menschen auf der ganzen Welt haben sein Kommen beobachtet. Wir können es erkennen, beschreiben und beginnen, es absichtsvoll zu leben. Wunderbare Werkzeuge stehen uns zur Verfügung – und jetzt haben wir auch einander. Zusammen schreiten wir in ein Bewusstsein, das noch nicht kartiert ist – aber wir wissen, dass unsere Energie die Welt verändert.“[104]

Das „Feld des Mitgefühls“, das Judy Cannato hier für eine neue Zeit aufscheinen lässt, ist nichts anderes als das Universelle Heilungsfeld. Worte sind hier nicht entscheidend. Und natürlich kann es noch nicht kartiert sein, weil Heilung ein pfadloses Land ist. Es wird erreichbar, wenn man sich ihm voller Mitgefühl, in Freiheit, mit Demut und einem Herzen voller Liebe nähert.

104 Ebd., S. 196

7.

Das Universelle Heilungsfeld

Der legendäre Hermes Trismegistos hat auf seiner berühmten *Tabula Smaragdina* einige der großen, unvergänglichen Lebensgesetze niedergeschrieben. Das 4. Gesetz lautet: „Gleiches zieht Gleiches an!“ Damit ist schon vor fünf Jahrtausenden die Eingangslosung über jener Pforte festgehalten worden, die zum Universellen Heilungsfeld führt. Nur wer die inneren Voraussetzungen erfüllt, vermag die Pforte zu durchschreiten. In den vorstehenden sechs Kapiteln sind viele davon beschrieben worden, doch die wichtigsten fünf seien hier noch einmal genannt: LIEBE, MITGEFÜHL, VERZEIHEN, DEMUT und HINGABE. Diese fünf Qualitäten führen dann zu jener sechsten, in welche sie einmünden: DIENEN. Wer einmal geheilt wurde, empfindet so große Dankbarkeit, dass er diese Erfahrung weitergeben möchte – sei es auch nur, indem er davon Zeugnis ablegt. Für viele jedoch war der Wunsch zu dienen der Schlüssel, um mit dem Heilungsfeld in Kontakt kommen zu dürfen. Jede echte Heilerin und jeder wahre Heiler will mit ihrer/seiner Arbeit der Menschheit dienen, indem Leid gelindert und Erkenntnis vermittelt wird. Heilen ist kein Selbstzweck, sondern dient in letzter Konsequenz der Erlösung allen Lebens. Dies ist der verborgene Sinn in dem geheimnisvollen Satz des Baalschem: „Du musst auch den Tisch erlösen, an dem du sitzt!“ Wenn es, wie Hans-Peter Dürr behauptet, keine

Materie gibt, dann ist alles nur Schwingung – und die Schwingung der Erde muss erhöht werden, um allmählich eine neue Welt zu erbauen.

Der Beginn der großen Verwandlung kann nur von innen erfolgen, denn vom Feinstofflichen aus muss das Grobstoffliche transformiert werden. So gibt es eine untrennbare *Goldene Kette des Lebens,* die alles verbindet. Vom Engel bis zum kleinsten Elementarteilchen reicht dieses Kette, und nur in der Form zeigt sich der Unterschied, nicht in der Essenz. Wenn es heißt, der Geist wehe, wo er wolle, so lässt sich auch vom Universellen Heilungsfeld sagen: Es offenbart sich dort, wo es sich offenbaren will. Ob in der Blume oder im Engel – niemand weiß es!

Die Engel der Heilung

„Und plötzlich war bei dem Engel
ein großes himmlisches Heer, das Gott lobte."

Lukas 2,13

Es muss natürlich vermessen klingen, aber wollte man sich als unwissender Mensch einmal in den Göttlichen Geist versetzen, so könnte man sich vorstellen, dass die Allweisheit die Trägheit und Begrenztheit des menschlichen Bewusstseins erschaute und sah, wie schwer es der Menschheit fallen würde, sich mit dem Universellen Heilungsfeld zu verbinden. So beschloss Sie, Boten zu senden, um das Heilungsfeld zu offenbaren – die Engel der Heilung!

Es gibt seit Menschengedenken Zeugnisse über das Wirken der Engel. Sämtliche heilige Schriften aller Weltreligionen haben sie überliefert. Erfreulicherweise erleben die Engel in der Gegenwart eine 'Renaissance'. Engel sind plötzlich wieder *in*! Das hat, trotz des mannigfaltigen Unsinns, der über jene wunderbaren Wesen in etlichen seltsamen Publikationen von nicht dazu Berufenen verbreitet wird, ein neues Band zwischen dem Menschenreich und der Engelwelt geknüpft. Die Engel vermögen umso wirksamer zu helfen, je tiefer das Wissen um ihr Wirken bei ihren Erdengeschwistern ist. Auch die Engel müssen den freien Willen des Menschen beachten!

Im 20. Jahrhundert hat es einige außergewöhnliche Männer und Frauen gegeben, die aufgrund ihrer geistigen Verwirklichung in der Lage waren, das Wirken der Engel zu beobachten und davon Zeugnis abzulegen. Einer von ihnen war der Neuseeländer Geoffrey Hodson. Er gibt eine grundsätzliche Beschreibung ihres Wesens und geht dann auch detailliert auf das Wirken der Engel der Heilung ein, die eine spezielle „Gruppierung“ jener majestätischen Lichtwesen bildet. „Engel, im Sanskrit Devas genannt, sind hierarchische Ordnungen von Intelligenzen, die sich vom Menschen in diesem solaren System ziemlich unterscheiden. Sie waren weder Menschen noch werden sie es jemals sein. Sie vertreten als allgegenwärtige übernatürliche Wirkkraft den Schöpferwillen des Logos. Sie sind Lenker aller Naturkräfte, Naturgesetze und der Lebensprozesse solarer, interplanetarischer und planetarischer Art. Als Manifestationen des Logos oder des Einen können sie als aktive, kreative Intelligenzen und als die Erbauer der Formen aller offenbaren Schöpfung angesehen werden. Von der Morgendämmerung bis zum Abend des Schöpfungstages sind sie ununterbrochen aktiv als Lenker, Wächter, Designer, Künstler, Schöpfer, Gestalter und Erbauer, stets dem Einen Willen, der Einen Wesenheit und dem Einen Gedanken gehorchend und ihn zum Ausdruck bringend."[105]

Die Engel der Heilung können ganz konkret in das Heilungsgeschehen auf Erden eingreifen. Hodson schildert beispielsweise eine neuseeländische Klinik, in der er beobachtete, wie Engel der Heilung Ärzte und Schwestern inspirierten. „Der Intellekt genügend verantwortungsbewusster Ärzte wird manchmal geführt, und zwar dergestalt, dass sie dazu neigen, auf instinktive Ideen zu reagieren, vor allem, wenn es sich um etwas Unerklärbares im Zustand des Patienten handelt. Das widerfährt gelegentlich auch Oberinnen und Krankenschwestern, die, ohne es zu bemerken, intuitive Eingebungen erhalten, welche, ihnen selbst nicht bewusst, besondere Behandlungsmethoden und erhöhte Sorgfalt bewirken."[106]

Die Heilengel überwachen Operationen ebenso wie den Heilungsprozess. Sie segnen und heilen von ihrer inneren Ebene her, ohne – zumindest in den meisten Fällen – bei ihrem wunderbaren Wirken erschaut zu werden.

Hodson fährt fort: „Ich bemerkte einen erhabenen Heil-Deva, der einem bestimmten Pfleger beisteht, in unmittelbarer und sehr persönlicher Form, soweit es das Gesetz des Karma zulässt; denn dieses Gesetz spielt selbstverständlich eine vorrangige, ja entscheidende Rolle in Heilungsprozessen und deren Auswirkungen."[107] Die Engel können auf die Zellebene einwirken und jeden Heilungsprozess mit ihren heilenden Energien unterstützen. „Jeder

---

105 Geoffrey Hodson, In den Sphären des Lichtes, Grafing 1985, S. 19
106 Ebd., S. 54
107 Ebd.

einzelne Patient, jeder Leidende, erfährt derartige Hilfe, wobei die Formen höchst zahlreich sind. Jene, die in Unfälle oder sonstige plötzliche Ereignisse verwickelt sind, werden unverzüglich aufgesucht, und jeder nur mögliche sowie karmisch vertretbare Beistand wird vonseiten des Heilengels geleistet."[108] Wenn das Bewusstsein der Patienten für das Wirken dieser Lichtwesen wachsen würde, könnten sie noch effektiver eingreifen und die Heilung beschleunigen. Doch auch die Engel der Heilung dürfen nicht gegen das GESETZ handeln. Wenn eine Erkrankung oder ein Unfall einen inneren Transformationsprozess auszulösen haben, dann dürfen die Engel diesen Lernprozess nicht frühzeitig unterbinden. Erst wenn die Botschaft der Krankheit verstanden worden ist, darf ihr Wirken wieder einsetzen, weshalb es häufig zu unerwarteten Spontanheilungen kommt.

Nahezu zeitgleich mit Hodson – und mit diesem bekannt – wirkte die amerikanische Mystikerin Flower A. Newhouse in Südkalifornien. Sie schrieb mehrere grundlegende Bücher über das Wirken der Engel, die weltweit Anerkennung fanden. Ähnlich wie Hodson die Engel der Heilung unter der Führung noch höherer Wesen wirken sah, schildert Flower A. Newhouse, wie sie vom Erzengel Raphael angeleitet werden. „Der Erzengel Raphael lenkt auch die Ströme der Heilenergien und unterweist die Heilungsengel im Gebrauch der heilenden Strahlen. Er arbeitet nicht mit Einzelnen, sondern lenkt seine geistigen Ströme in Krankenhäuser und Einrichtungen, in denen seine heilenden Kräfte benötigt werden."[109]

108 Ebd.
109 Flower A. Newhouse, Engel und Devas, Forstinning 1982, S. 54

Angesichts einer mittlerweile unüberschaubaren Zahl von Publikationen über „Engel“ mag eine Klarstellung an dieser Stelle hilfreich sein. Geoffrey Hodson, Flower A. Newhouse oder auch die Heilerin Dora Kunz beschreiben die Engel nicht als jene drolligen Figuren, die auf manchen Heiligenbildchen ihr 'Unwesen' treiben. Engel sind von einer solch erhabenen Majestät, dass jeder, der ihnen unerwartet gegenüberstände, erschüttert zu Boden sinken würde. Um überhaupt auf das Erdengeschehen einwirken zu können, müssen sie ihre Schwingungen verdichten, andernfalls wäre ein Eingreifen nicht möglich. Manche Lichtgestalt, die von Menschen spontan wahrgenommen wird, dürfte eher einen „lichten Helfer“ darstellen, der vielleicht ein verstorbener Mensch ist, dem eine helfende Aufgabe übertragen wurde. „Ein jeder Engel ist schrecklich“, dichtete Rilke, um ihre erschreckende Machtfülle in Worte zu fassen. Diese Ehrfurcht wäre angebracht, wenn man von Engeln spricht.

Die dem Menschen besonders nahe stehenden Schutzengel können auch heilend einwirken, wie Flower A. Newhouse im Falle einer von Trauer über den Tod ihres Mannes niedergedrückten Witwe schildert. „Nach drei Invokationen an das Höchste, jede mit glühenden Lichtströmungen, erhob der Schutzengel seine rechte Hand, als er spürte, dass die Kraft herabströmte. Mit der linken Hand senkte er die flammenden Strahlen sicher in das Herz-Zentrum seines Schützlings. Innerhalb von ein paar Minuten hörte die Frau auf zu weinen, und Frieden trat in ihre Augen und in ihren Körper ein. Sobald die Entspannung der Frau vollendet war, änderte der Schutzengel seine Stellung. Er legte beide Hände auf den Kopf der deprimierten Frau (seine rechte Hand leicht auf der linken) und meditierte über einen Lebensplan, dem die

Witwe am besten folgen konnte. Nachdem das Modell seines Planes geschaffen war, schillerte es voller blauer Lebenskraft. Dann projizierte der Engel dieses Muster auf den Mentalkörper, speziell auf das Gebiet des sechsten und siebten Chakras. Als die Frau die Auswirkung dieses Archetypus erreichte, wurde ihre Aura strahlender, während sie über die Wege und Vorhaben nachsann, die sie ergreifen würde, um diese (eingegebenen) Ideen auszuführen.“[110]

Die Anrufungen der Engel, das Herabströmen von Heilenergien, die Beeinflussung der Zellen, dies alles schildert Verbindungen zum Universellen Heilungsfeld. Die Engel sind Bindeglieder, um all jenen Menschen, die nicht selbst bewusst Kontakt mit diesem Heilungsfeld aufnehmen können, seine segensreichen Wirkungen zukommen zu lassen. Die geschilderten 'Behandlungen' der Engel in sehr menschlich klingenden Begriffen sind der Unfähigkeit unserer Sprache geschuldet, die nicht in der Lage ist, bestimmte energetische Prozesse adäquat in Worte zu kleiden. Engel haben weder „Hände“ noch „Flügel“. Sie sind reine Lichtwesen, die ihre Schwingung jedoch so zu verdichten vermögen, bis sie auf die physische Ebene einwirken können.[111]

Das Wirken der Engel der Heilung in und um Krankenhäuser schildert Flower Newhouse nahezu identisch wie Geoffrey Hodson, wobei sie noch hervorhebt, wie segensreich heilsame Gedanken und Gebete von Angehörigen der Patienten sich auswirken. „Krankenhäuser und Sanatorien sind in das heilende Licht, geschaffen von den Engeln, eingebettet. Die Gedankenformen, die an solch einem Ort des Leidens geboren werden, sind so schwer

110 Ebd., S. 70 f.
111 Persönliche Gespräche der Autoren mit Flower A. Newhouse.

und dunkel, dass die feineren Kräfte kaum eindringen könnten, gäbe es nicht die „Engel der Heilung", die durch ihren starken, reinen und beruhigenden Einfluss die umgebende Atmosphäre ausgleichen und verändern. Sie bewirken die Umwandlung von Depression in Hoffnung und führen leidende Seelen zu neuem inneren Frieden.

Drei „Engel der Heilung" befinden sich in jedem Fall um ein Krankenhaus, doch die Gebete der Patienten oder die Bitten der besorgten Verwandten ziehen oft Wesen an, die einzelne Fälle übernehmen. Zuerst stellen sie fest, ob ein Patient von seinem Körper befreit oder geheilt werden soll. Wenn ihre Prüfungen ergeben, dass die Lebensuhr des Menschen noch nicht abgelaufen ist, bringen sie zuerst seine Krankheit zum Stillstand und bemühen sich dann, das Bewusstsein des Kranken zu erlichten. Sie geben den Ärzten die zutreffenden Diagnosen und richtigen Behandlungsmethoden ein. Ob ein Arzt etwas verschreibt oder ein Heiler betet, die Hilfe aus den höheren Ebenen steht den Leidenden bei."[112]

Die Engel der Heilung haben immer das Ganze im Blick und achten auch beim Menschen nicht nur auf die Beseitigung körperlicher Leiden, sondern zusätzlich auf seinen geistigen Wachstumsprozess. Die englische „White Eagle-Gemeinschaft", die sich weltweit vor allem dem Geistigen Heilen widmet, erwähnt dies in einer ihrer Publikationen. „Die Engel, die während einer Heilbehandlung anwesend sind, beschäftigen sich nicht nur mit dem jetzigen Leben eines Patienten und mit dem Heilen seiner derzeitigen Krankheit. Große Liebe und tiefes Mitgefühl für ihre

112 Engel und Devas, a.a.O., S. 79 f.

jüngeren Brüder und Schwestern erfüllt sie, doch sie beachten neben der individuellen Behandlung auch den großen Bauplan. Wenn die Engel mithelfen, den physischen Leib zu reinigen und zu heilen, dann tun sie mehr als dies. Sie wirken kreativ, denn sie weben geistige Kräfte des Lichtes in die feinstofflichen Körper und in den physischen Leib – Kräfte, die dazu dienen, langsam aber stetig die körperliche Form für die zukünftige Menschheit vorzubereiten und zu erschaffen. Hieraus mögen wir ersehen, wie wunderbar der Plan Gottes für die Entwicklung des Menschen auf Erden ist."[113]

Sehr anschaulich wird mit den Worten von White Eagle beschrieben, wie die Heilengel ganz konkret bei einer Geistheilung oder auch beim Fernheilen mitwirken. „Bei Heilbehandlungen ist stets ein Heilengel anwesend. Wenn ihr einen von Heilengeln gesegneten Raum betretet und mit euren inneren Augen schauen könntet, dann würdet ihr sehen, wie die Gestalt eines Engels mit gekreuzten Armen in der Pose der Ruhe den geweihten Raum bewacht. Die Heilengel bringen und verteilen die Heilkräfte, denn sie besitzen ein inneres Wissen, das dem Verstand des Menschen nicht zugänglich ist und das er daher auch nicht von sich aus anwenden kann.

Das Verteilen, Hinlenken und Einstrahlen dieser unsichtbaren, aus farbigem, kosmischem Licht bestehenden Heilkräfte ist in der Tat höchst interessant und wunderbar. Der Heiler spürt die Kraft gewisser Strahlen, wenn sie durch seine Hände strömen. Er spürt etwas, auch wenn er nicht genau weiß, was es ist. Vielleicht meint er, sein geistiger Führer bediente sich seiner. Das mag sein. Doch

113 White Eagle, Naturgeister und Engel, Forstinning 1981, S. 24 f.

wären seine inneren Augen geöffnet, würde er den Heilengel sehen können, von dem die Strahlen ausgehen."[114]
Die Engel der Heilung verwenden offensichtlich verschiedene Farbstrahlen, um damit bestimmte Energien auf der irdischen Ebene zu verankern. Die jeweiligen Farben tragen in sich jeweils unterschiedliche Kräfte, um zu heilen, aufzulösen oder zu inspirieren. Sie setzen auch Heiler, die mit ihnen zusammenarbeiten, ein, um diese Farbheilkräfte gezielt zu nutzen, etwa bei Fernheilungen.
„Beim Fernheilen wird der Kontakt mit dem Patienten hergestellt, sobald man seinen Namen aufruft. Der Mensch denkt in den Grenzen von Raum und Zeit, doch in der Seelenwelt gibt es weder räumliche noch zeitliche Distanzen. Ist der Kontakt mit dem Patienten einmal hergestellt, dann ist auch schon der betreffende Patient in die Fernheilgruppe einbezogen. Die Heilengel sehen sogleich, was dem Patienten fehlt. Die Gruppe gibt ihre Kraft dazu, konzentriert sich zum Beispiel auf den violetten Strahl, ist sich aber vielleicht nicht ganz im Klaren, welche Farbnuance anzuwenden ist. Was geschieht dann? Von jedem Gruppenteilnehmer entnehmen die hierfür geschulten Engel ein wenig des erforderlichen Strahles und mischen diese Farben und Strahlen, bis sie die für den Patienten benötigte Tönung haben, die für ihn richtig ist, nicht mehr und nicht weniger. Die Engel entnehmen dem Kopf- und Herz-Chakra eines jeden Teilnehmers der Fernheilgruppe jene Heilsubstanzen, die sie fähig sind zu geben."[115]

Engel und Menschen arbeiten über das Universelle Heilungsfeld zusammen, sobald die Menschen die Gesetzmäßigkeiten des

114 Ebd., S. 41 f.
115 Ebd., S. 43

Heilens verstanden haben. Die Art der Zusammenarbeit und die Form des Heilens kann unendlich mannigfaltig sein, da Heilung ja bekanntlich ein „pfadloses Land" ist. Aufgrund dieser Erkenntnis betonen Heiler auch immer wieder, wie wichtig es ist, sich während einer Heilbehandlung von der eigenen Intuition leiten zu lassen. Es dürfte gerade diese Intuition sein, derer sich die Engel bedienen, um bestimmte Botschaften zu übermitteln.

Lassen wir zum Abschluss dieses Kapitels über die Engel der Heilung noch eine Betroffene zu Wort kommen, die anschaulich schildert, wie sich eine „Heilbehandlung" seitens der Engel abspielen kann: „Dann nahm ich zwei Engel wahr, die sich über das Bett zu mir beugten. Ich sah sie eigentlich nicht mit meinen physischen, sondern eher mit den 'inneren Augen'. Sie schienen äußerst freundlich zu sein und sich um mich zu sorgen. Ich beobachtete, wie sie meinen Kopf mit einer blauen Salbe, die wie tiefblaues Licht aussah, umgaben. Ich wusste, es geschah, um mich zu heilen. Ich fühlte mich liebevoll umsorgt und sank in tiefen Schlaf."[116]

Berichte wie dieser lassen sich überall auf der Welt finden und sind wohl in allen Ländern und Sprachen dokumentiert. Es wäre deshalb, wie der weise Vater Maximos, ein Athos-Mönch, so humorvoll ausdrückt, „unklug, Berichte über das Erscheinen der Engel automatisch als Halluzinationen abzutun".[117] Zeigt sich nicht ein gerütteltes Maß an Arroganz und Ignoranz, wenn die Hilfe der Engel bei der Heilung einfach als Einbildung abqualifiziert wird? Wenn es so unsagbar simpel wäre, dann könnte sich doch

116 Robert C. Smith, Schutzengel und Heilengel, Grafing 2004, S. 166 f.
117 Markides, a.a.O., S. 118

jeder Erkrankte seinen Heilengel einfach 'einbilden' – und schon wäre er geheilt. Es verhält sich aber ganz anders. Menschen, die einmal in ihrem Leben die Hilfe der Engel erfahren durften, sprechen nur zögernd und mit großer Ehrfurcht davon. Für sie war es eine der bewegendsten Erfahrungen ihres Lebens. Manchen ist eine Begegnung mit einem Engel so heilig, dass sie nie darüber sprechen, auch nicht zu den ihnen am nächsten stehenden Menschen.

Die Heilkraft der Natur

Es gibt keinen anderen Bereich irdischen Lebens, in dem man dem Heilungsfeld so nahe kommen kann, wie die Natur. Wer schon ganz versunken einen Sonnenuntergang am Meer betrachtet hat, wer mit wachen Sinnen durch einen sonnendurchfluteten Wald gewandert ist oder sich auf einem warmen Moosteppich ausgestreckt hat, der ahnt, wovon hier die Rede ist. Bäume, Edelsteine, Blumen oder Berge, sie alle umgibt jener besondere Glanz, der vom Heilungsfeld Zeugnis ablegt. Die Natur insgesamt ist ein Ort der Heilung. Weil kein Ego im Wege steht, kann sich das Universelle Heilungsfeld durch die Natur nahezu ungebrochen manifestieren. Daher liegen glaubwürdige Berichte über Heilungen durch Edelsteine vor; daher können uralte Eichen oder majestätische Redwood-Bäume Rückenleiden lindern; daher kann man nach einem Bad im Meer wie aus einem Jungbrunnen steigen. Außerdem scheint es bestimmte Kraftplätze auf Erden zu geben, die in besonderem Maße gleichsam aufgeladen mit Lebensenergie sind. Manche gelten direkt als „Heilplätze“, weil Kranke auf ihnen spontan gesund geworden sind.

Vor allem Menschen, die Tage oder Wochen ununterbrochen in großen Städten verbringen müssen, sollten alles unternehmen, um Zeit in der Natur verbringen zu können. Allein die Stille wirkt bereits heilend auf das vom Lärm der Städte geplagte Nervensystem. Stille heilt. Natur heilt.

Es gibt viele poetische Naturbetrachtungen, da die Dichter schon immer von der Natur angezogen wurden. Deutlich seltener sind Natur-Meditationen, in denen der heilende Zauber von Blumen, Pflanzen oder Bäumen eingefangen wurde. Krishnamurti besaß die Gabe, seine Verbindung zur Natur in seinen drei Tagebüchern wiederzugeben, so etwa sein Selbstgespräch mit zwei Seerosen. „Die zwei Seerosen waren die Freude des ganzen Gartens, selbst die großen Bäume blickten auf sie herab, ohne einen Schatten zu werfen; sie waren zierlich, geschmeidig und verharrten still in ihrem Teich. Wenn man sie betrachtete, fand alles Handeln zur Ruhe, die Gedanken und Gefühle verflüchtigten sich, und nur diese beiden blieben, in ihrer Schönheit und Stille. Sie waren voller Empfindsamkeit, wie alle Lebewesen, mit Ausnahme des Menschen, der ständig mit sich selbst beschäftigt ist. Während man diese beiden beobachtete, verwandelte sich die Welt … Sie war verwandelt, weil es die beiden gab, blau und mit goldenem Herzen. Es war das Wunder der Schönheit.“[118]

Wenn man sich tief einstimmt auf die Bilder, welcher dieser Text hervorruft, dann bleibt der heilsame Zauber der Seerosen erhalten. Ähnlich kraftvoll wirkt Krishnamurtis Schilderung eines Besuches im Yosemite-Nationalpark, wo er im *Giant*

118 Krishnamurti, Notebook, London 1985, S. 218

Forest die gigantischen Berg-Redwoods besuchte, die größten Bäume auf Erden. Sie wuchsen schon, als Echnaton Pharao in Ägypten war. Krishnamurti bezeichnete dieses Gebiet einmal als eine „Kathedrale der Bäume“. Ein zutreffendes Bild, denn dem achtsamen Besucher spenden diese Bäume einen Segen, der nie mehr vergeht.

„Die lärmenden Touristen waren noch nicht gekommen, und man konnte allein sein mit diesem großen, schweigenden Einen. Er schien bis zum Himmel aufzuragen, wenn man unter ihm saß, riesig und zeitlos. Die Zahl der Jahre verlieh ihm diese schweigende Würde, die Vornehmheit des Alters. Er war so schweigsam wie das eigene Denken, so still wie das eigene Herz, und er lebte ohne die Last der Zeit. Man verspürte ein Mitgefühl, unberührt von Zeitlichkeit, und eine Unschuld, die keine Schmerzen und kein Leid kannte. Man saß hier, und die Zeit zog vorbei, ohne Wiederkehr. Hier war Unsterblichkeit, denn es gab niemals den Tod. Nichts existierte, nur dieser riesige Baum, die Wolken und die Erde. Man ging zu diesem Baum und saß lange Zeit zu seinen Füßen, und erst als man abreiste, wurde man sich seines Segens bewusst. Man konnte niemals zu ihm zurückkehren und um mehr bitten, denn es gab kein Mehr, das Mehr lag im fernen Tal. Dieser gesegnete Ort war nicht von Menschenhand, und daher barg er eine unergründliche Heiligkeit, die einen nie wieder verlassen würde, denn es war nicht die eigene.“[119]

Die Heiligkeit, die Krishnamurti hier anspricht, ist eine heilsame. Wer je die Gelegenheit haben sollte, unter diesen Bäumen zu sitzen, der wird unmittelbar nachempfinden, wovon er in seinen Tagebuch-Aufzeichnungen spricht. An diesem Ort fallen die

119 Ders., The Journal, London 1982, S. 67

Natur und das Universelle Heilungsfeld unmittelbar zusammen. Wer eintaucht in diese heilsame Stille, wird an Körper und Geist gesunden.

Auch Blumen können diesen heilsamen Segen ausstrahlen. Wer einmal im April durch blühende Tulpenfelder geschritten ist oder im Juni eine blühende Bergwiese bewundern konnte, der dürfte ihren heilsamen Farbzauber verspürt haben. In seinem Buch „Elision" gibt Peter Allmend eine Erklärung seiner spirituellen Lehrerin über die Blumen wieder, in dem die Heilkraft der Schönheit funkelnd aufleuchtet.

„Die Blume, die einem Menschen zugeordnet ist, zeigt sich über dem Herz-Zentrum. Es gehört also keine große geistige Arbeit dazu, um herauszufinden, welche aus der bunten Schar einem Menschen zugeordnet ist. Wenn jemand dir sagt, welches „seine Blume" sei, und du die Symbolsprache der Blumen verstehst, weißt du unmittelbar, mit wem du es zu tun hast.

Interessanterweise nehmen viele schöne Gedankenformen eine Blumengestalt an. So kann sich tiefe spirituelle Hingabe als ein Enzian zeigen. Eine scharfzackige gelb-rote Tulpe dagegen tritt bei gut ausgebildeter Intelligenz mit sinnlichem Einschlag auf. Und so ließe sich die Reihe noch lange fortsetzen.

Blumen sind eine Offenbarung der Schönheit. Die Naturwesen, die für ihre Gestaltung und Pflege tätig sind, nutzen viele reine und liebevolle Gedankenenergien, um ihre zarten Schützlinge besonders prächtig zu gestalten. In der Erdensphäre gehören die Blumen mit zum Reinsten, was sich dir zu offenbaren vermag. Die Kräfte, die zu ihrer Gestaltung verwendet werden, kommen aus einer sehr hohen, vom LICHT erfüllten Sphäre.

Es entsteht stets ein Segen für jene, die in der Natur oder in großen Parks und Gärten sich bewusst in die Betrachtung der Blumengeschöpfe vertiefen. Sie strahlen etwas von der Herrlichkeit ihres geistigen Ursprungs auf den Betrachter aus und verankern so manchen Lichtfunken in ihm, der seinen zukünftigen Weg zu erhellen vermag.“[120]

Jeder wird 'seine' Kraftplätze selber finden; und manche mögen sich auch mit der Zeit verändern. Eine Heilenergie, die man an einem bestimmten Punkt seiner Erdenwanderung benötigt hat, wird zu einem späteren Zeitpunkt vielleicht unbedeutend, weil man einen Prozess abgeschlossen hat. Andere wiederum mögen genau diesen Impuls suchen, um ihre Entwicklung fortzusetzen. Es gibt keine Gesetzmäßigkeiten, denn Heilung ist immer individuell.

Wer nur einen geringen Bezug zu Meditation, Yoga oder Gebet, zu allen Versenkungsübungen hat, für den ist die Natur vielleicht der ideale Weg, um die Wirkung des Universellen Heilungsfeldes unmittelbar zu erleben. Berge, Meere oder große Wälder schenken freigiebig ihren Segen jedem, der sich innerlich öffnet, um ihn zu empfangen.

---

120 Peter Allmend, Elision, Grafing 2014, S. 110 f.

Zugänge zum Heilungsfeld in der Innenwelt

Die Engel der Heilung wirken nicht nur auf der physischen Ebene, indem sie Ärzte, Heiler oder Krankenschwestern und Pfleger inspirieren und mit Heilenergien versorgen. Sie haben auch in den inneren Ebenen bestimmte „Orte der Heilung" errichtet, die allen offenstehen, die sich in der Meditation dorthin begeben wollen. Drei dieser Plätze wollen wir nachstehend beschreiben, in dem Bewusstsein, dass es zahllose weitere gibt. Daher kann es hilfreich sein, sich in der Meditation einer inneren Führung zu überlassen, um weitere dieser Heilungsstätten kennen zu lernen.

Wenn Sie sich zu den nachstehend beschriebenen Orten begeben wollen, dann sollten Sie dafür sorgen, dass Sie in Ihrer Meditation ungestört bleiben.

Üben Sie dann Ihre übliche Meditationspraxis aus und verharren am Ende in der so entstandenen Stille und inneren Versenkung. Dann stellen Sie sich vor, wie Sie über Ihr Kronen-Chakra Ihre physische Hülle verlassen. In Ihrem Astralkörper beschreiten Sie dann die aufgezeigten Wege, wobei Sie Ihrer Intuition vertrauen und nicht nur den Buchstaben folgen sollten!

Der Heilteich

Der Weg zum Heilteich beginnt am Rande des Ortes, an dem Sie wohnen. Wählen Sie einen Ausgangspunkt, der Ihnen vertraut und sympathisch ist. Dann wandern Sie einen kleinen Feldweg entlang. Sie kommen an einigen Wiesen vorbei, an deren Rändern dunkelrote Mohnblumen und blaue Kornblumen blühen. Die Blumen wiegen sich sanft im Wind.

Der Weg ist angenehm, und Sie fühlen sich leicht und unbeschwert. Am Horizont erblicken Sie ein kleines Wäldchen, auf das Sie mit ruhigen Schritten zugehen.

Sie kommen an den Waldrand und können den Duft der Bäume und des Mooses riechen. Achtsam setzen Sie Ihre Schritte und treten ein in das Geheimnis des Waldes. Bereits nach wenigen Schritten umgibt Sie vollkommene Stille.

Sie gehen tiefer in den Wald hinein, bis sich nach einigen Minuten eine kleine Lichtung vor Ihnen öffnet. Die Bäume treten zur Seite, und ein wunderbares Licht fällt in den Raum vor Ihnen. In der Mitte der Lichtung spiegelt sich ein kleiner Teich in den einfallenden Strahlen. Es ist nicht das Licht der irdischen Sonne, sondern es sind die silbernen Strahlen einer geistigen Sonne, die den Teich in einen besonderen Glanz hüllen.

Sie sehen an sich herab und stellen fest, dass Sie nur eine langes weißes Gewand tragen. Behutsam streifen Sie das Gewand ab, legen es auf eine kleine Bank am Ufer und gehen auf den Teich zu. Zuerst berühren Sie nur mit Ihren Zehen das Wasser, dann steigen Sie langsam in den silbernen Teich.

Sofort umhüllt Sie eine vibrierende Energie, die alle Zellen Ihres Körpers durchdringt. Sie üben keine Schwimmbewegungen aus, denn das Wasser des Heilteiches trägt Sie. Sie lassen sich im Wasser treiben; und ein fast unmerklicher Strudel bewegt Sie. So gleiten Sie wie schwerelos durch das Wasser und spüren, wie jedes Organ und jede Faser Ihres Körpers von heilender Energie erfüllt wird.

Sie bleiben einige Minuten im Wasser. Sie sind in einer zeitlosen Ebene. Es gibt nur Sie und die heilenden Wassertropfen. Sie können jeden einzelnen Tropfen auf Ihrer Haut spüren und wahrnehmen, wie er in Ihren Körper einsinkt und alle Schatten vertreibt. Zum Schluss sind Sie selbst silbernes Licht.

Als alle Wassertropfen in Ihren Körper eingezogen sind, leitet Sie der kleine Strudel behutsam wieder zu dem Ufer, an dem die kleine Bank steht.

Sie spüren weichen Sand unter Ihren Füßen, als Sie sich im Wasser aufrichten. Seltsamerweise befindet sich kein einziger Wassertropfen auf Ihrer Haut. Sie müssen sich nicht abtrocknen, sondern streifen sofort Ihr weißes Gewand über und gehen wieder auf den Wald zu.

Sie kehren auf dem gleichen Weg zurück, auf dem Sie gekommen sind. Sie erfreuen sich an den Blumen und gelangen dann an den Ausgangspunkt Ihres Weges. Dort halten Sie inne und stellen sich vor, wieder in Ihrem Meditationsraum zu sein. Im selben Augenblick spüren Sie wieder Ihren physischen Körper.

Sie lassen sich noch einige Minuten Zeit, bevor Sie die Augen öffnen und wieder in die irdische Realität zurückkehren.

Der Heilungstempel

Der Pfad zum Heilungstempel beginnt am Fuße eines Berges. Stellen Sie sich einen Berg vor, den Sie schon einmal besucht haben oder dessen Bild Sie erinnern. Sie sind mit Wanderkleidung ausgerüstet und beginnen den Aufstieg. Am Wegesrand begegnen Ihnen immer wieder Zeichen Ihrer religiösen Tradition.

Sie steigen achtsamen Schrittes aufwärts und wundern sich, wie mühelos Sie den Aufstieg zum Gipfel bewältigen.

Überrascht stellen Sie fest, dass die religiösen Figuren und Zeichen neben Ihrem Pfad sich verändern. Sie entstammen jetzt offensichtlich anderen spirituellen Traditionen. Manche kommen Ihnen gänzlich unbekannt vor; aber Sie empfinden ein beruhigendes Gefühl von Geborgenheit.

Allmählich wird der Anstieg steiler, aber anstatt dies als beschwerlich zu empfinden, klettern Sie scheinbar schwerelos nach oben.

Die Baumgrenze ist schnell erreicht; jetzt kommt felsiges Gelände. Doch auch das ist bald durchschritten, und Ihre Füße betreten ein Schneefeld, das sich lang an der

Bergflanke erstreckt. Sie schauen auf Ihre Schuhe, um zu überprüfen, ob Sie auch gut genug für eine Wanderung durch Schnee und Eis ausgerüstet sind.

Ihre Wanderschuhe haben sich aufgelöst. Auch Ihre Kleidung hat sich verändert. Sie haben den Eindruck, nur noch mit Lichtschleiern bedeckt zu sein. Verwundert schreiten Sie bergan. Sie haben festen Halt und kommen mühelos voran.

Als Sie das Ende des Schneefeldes erreicht und einen kleinen Felsdurchgang passiert haben, können Sie dahinter den Gipfel erblicken. Auf seiner Spitze, von einem blauen Lichtschimmer umgeben, steht ein kleiner Tempel. Er hat zwei Säulen als Eingangstore und ist rund, wie ein kleiner Pavillon.

Der Anblick des Tempels beschleunigt Ihren Aufstieg, und in wenigen Augenblicken stehen Sie vor dem Portal. Über ihm stehen einige geheimnisvolle Schriftzeichen, die Sie nicht lesen können, aber eigenartigerweise doch verstehen: „Alles Leid bleibt zurück."

Sie treten näher und wollen anklopfen, doch die Pforten öffnen sich vor Ihnen. Sie treten ein und finden einen fast leeren Raum vor. Wundervoll funkelnde Glasfenster erhellen diesen Raum, der wie mit Samt ausgekleidet erscheint und trotz der Höhe des Berggipfels eine angenehme Wärme verbreitet. Der Tempel enthält in seiner Mitte nur ein einziges Licht. Es gleicht einer Kugel, die auf einem zierlichen Ständer steht.

Langsam treten Sie näher. Als Sie nur noch wenige Schritte von der Lichtkugel entfernt sind, beginnt diese aufzuflammen und hüllt Sie in ein kosmisches Lichtfeuer ein. Alles, was sich an Leidvollem, Schmerzlichem und Krankem in Ihnen befand, wird von diesem Feuer verzehrt. Sie spüren, wie die Flammen in Ihrem Körper wirken; doch es fühlt sich keinesfalls schmerzlich an. Ganz im Gegenteil: Sie empfinden die Flammen als das „Feuer des Lebens".

Immer intensiver leuchtet Ihr Körper, bis Sie allmählich keine Form mehr spüren. Sie sind eins mit dem Lichtfeuer. Zeitlos. Jetzt.

Als die Flammen sich allmählich zurückziehen, spüren Sie wieder Ihren Körper. Sie verneigen sich vor der Flamme und verlassen langsam den Tempel. Die Pforten schließen sich hinter Ihnen.

Sie steigen vom Gipfel hinab, überqueren die Bergflanke, kommen zur Baumgrenze und wandern wieder ins Tal hinab. Mit jedem Schritt nach unten nimmt Ihr Körper erneut seine vertraute Struktur an.

Sie kommen an den Ausgangspunkt Ihrer Wanderung, von wo aus Sie für einen Augenblick innehalten und sich vorstellen, wieder in Ihrem Meditationsraum zu sein. Im selben Augenblick spüren Sie wieder Ihren physischen Körper.

Sie lassen sich noch einige Augenblicke Zeit, bevor Sie die Augen öffnen und wieder in die irdische Realität zurückkehren.

Der goldene Wasserfall

Der Weg zum goldenen Wasserfall beginnt vor einem Urwald. Sie hören Papageien kreischen, Affen springen von Zweig zu Zweig und Ihnen völlig unbekannte Blumen blühen überall um Sie herum. Obwohl Sie noch nie in einem Urwald waren, beginnen Sie mutig, sich einen Weg an Schlingpflanzen, Bäumen, Sträuchern und hohem Gras vorbei zu bahnen. Sie klettern über hohe Wurzeln und kommen nur langsam voran. Doch schon nach kurzer Zeit beginnt sich der Urwald zu öffnen. Ein kleiner Pfad zeigt sich vor Ihnen. Sie folgen dem Pfad.

Noch immer hören Sie die wilden Vögel und die Geräusche von allerlei Getier. Sie beobachten das bunte Treiben und gehen weiter.

Plötzlich endet der Weg vor Ihnen. Sie schauen hinab in eine tiefe Senke, in der sich ein glitzernder See befindet. Der See zieht Sie magisch an; aber Sie können anfangs keinen Weg nach unten erkennen. Als Sie schon versuchen wollen, den steilen Abhang hinunterzuklettern, bemerken Sie neben einem hohen Baum einen winzigen Abstieg. Es ist eine Art Treppe, die aus Naturstufen besteht. Sie steigen behutsam hinab, Stufe für Stufe.

Mit jeder Stufe fühlen Sie sich leichter. Es gibt nur noch den Urwald, den See und Sie.

Nach einiger Zeit werden die Stufen breiter, und Sie

können durch die Blätter den See sehen. Dann stehen Sie am Ufer und stellen fest, dass an seiner linken Seite ein Wasserfall in den See plätschert. Er fällt aus großer Höhe herab und leuchtet in einer weiß-goldenen Farbe.

Sie legen Ihre Kleidung ab und steigen in den See. Das Wasser ist erfrischend, aber nicht kühl. Sie spüren einige Wellen, die von dem Wasser ausgelöst werden, das aus einiger Höhe in den See fällt.

Sie schwimmen auf den Wasserfall zu. Als Sie ihn fast erreicht haben, stellen Sie fest, dass der See an dieser Stelle ziemlich flach ist. Sie können mühelos stehen.

Sie gehen auf den Wasserfall zu und erwarten, dass die herabströmende Wassermenge kraftvoll auf Ihren Kopf prasselt. Aber das geschieht nicht. Das Wasser fällt gleichsam wie Schneeflocken auf Sie herab. Sanft, fast zärtlich und voller Lichtenergie.

Sie überlassen sich dem Wasserfall, richten Ihre Arme nach oben und begrüßen das Wasser.

Tropfen für Tropfen sammelt sich auf Ihrem Kopf und sinkt dann über Ihre Stirn in Ihren Körper ein. Weiß-goldene Wassertropfen.

Sie können erkennen, wie die Tropfen sich sammeln und in geordneter Bahn in Ihren Körper eintreten. Zuerst erfüllen sie den Kopf, dann den Rumpf, dann alle Gliedmaßen. Zelle für Zelle wird von dem goldenen Licht erfüllt.

Sie werden ganz eins mit diesem Licht, das alles aus Ihrem Körper entfernt, das nicht in Harmonie mit dem Göttlichen Licht schwingt. Nur noch das goldene Licht existiert. GOLDENES LICHT.

Irgendwann erspüren Sie, dass Ihr Körper vollständig durchlichtet wurde. Sie nehmen Ihre Hände herunter, halten Sie wie einen Kelch vor sich und fangen etwas von dem heilenden Wasser auf. Sie trinken es in kleinen Schlucken und spüren seine reine Lebenskraft. Das Wasser des Lebens!

Zum Schluss lassen Sie sich wieder in das Wasser sinken und schwimmen ans Ufer. Sie danken dem Wasser des Lebens, ziehen sich an und steigen behutsam wieder den Abhang hinauf.

Dann beginnen Sie den Rückweg durch den Dschungel und kommen nach einiger Zeit wieder an den Ausgang des Waldes. Hier halten Sie einige Augenblicke inne und stellen sich vor, wieder in Ihrem Meditationsraum zu sein. Im selben Augenblick spüren Sie wieder Ihren physischen Körper.

Sie lassen sich noch einige Augenblicke Zeit, bevor Sie die Augen öffnen und wieder in die physische Realität zurückkehren.[121]

---

121 Das „goldene Licht“ ist eine besonders wirksame Heilenergie. Vgl. dazu: Bonanomi / Michel, Heilung geschieht im Jetzt, a.a.O., S. 102 f. und White Eagle, Das Heilungsbuch, Grafing 1995, S. 123 ff.

Alle diese Orte der Heilung existieren in den inneren Reichen. Sie wurden von den Engeln der Heilung errichtet, um den Menschen die Gelegenheit zu bieten, in ihren Sphären jene Heilkräfte aufzunehmen, die sie für uns dort zur Verfügung stellen.

Betreten Sie alle diese Heiligtümer mit einer achtsamen Haltung. Vergessen Sie auch nie, für die Ihnen zuteil gewordene Gnade der Heilung zu danken. Die Engel erwarten keine Unterwürfigkeit von ihren menschlichen Geschwistern, aber sie selbst zeigen Demut gegenüber der QUELLE aller Heilung – und der Mensch sollte dies ebenfalls tun.

Wenn Sie Menschen in Ihrer Umgebung haben, die erkrankt sind und Heilung suchen, dann dürfen Sie auch diese zu den Orten der Heilung in der Innenwelt mitbringen – nachdem Sie deren Erlaubnis eingeholt haben! Nehmen Sie bitte niemanden in die inneren Welten mit, den Sie nicht zuvor um sein Einverständnis gebeten haben!

Alle geschilderten Plätze werden umhüllt und gesegnet vom Universellen Heilungsfeld. Sie sind Geschenke der Geistigen Welt für die leidende Menschheit. Halten Sie diese Orte in Ehren und sprechen nur zu solchen Menschen über Ihre Erfahrungen in der Innenwelt, von denen Sie sicher sind, dass sie diese Plätze nicht in Worten oder Gedanken entweihen. Alle negativen Gedanken müssen von den Engeln der Heilung wieder aufgelöst werden!

Jenseits von Raum und Zeit

Die bislang geschilderten Vorgänge des Geistigen Heilens, vor allem das Phänomen der Fernheilung, belegen für den spirituell denkenden Menschen glaubwürdig und rational nachvollziehbar, wie Heilung jenseits von Raum und Zeit geschehen kann. Durch ein kosmisches Band der Liebe verknüpft, kann über das Universelle Heilungsfeld Heilkraft im Bruchteil einer Sekunde über Tausende von Kilometern zielgenau an den Empfänger gesandt werden.

Vor den neuesten Entdeckungen der Quantenphysik waren solche Behauptungen für *wissenschaftlich* denkende Menschen kaum annehmbar. Sie wurden als religiöse Phantasie oder schlicht als Unfug abgetan. Seit jedoch von Physikern wie Niels Bohr und anderen nachgewiesen wurde, dass subatomare Teilchen, etwa Elektronen oder Photonen, wenn sie einmal Kontakt miteinander hatten, sich über ungeheure Entfernungen hinweg beeinflussen können, ist die Kritik verstummt. Verschränkung, Nichtlokalität oder das Nullpunktfeld sind heute Begriffe aus der Physik, die Phänomene beschreiben, die noch vor nicht allzu langer Zeit für „okkulte Spinnerei" gehalten worden wären. Wissenschaftler wie Russell Targ oder Dean Radin haben inzwischen längst nachgewiesen, dass Phänomene wie Telepathie, Telekinese oder Hellsichtigkeit tatsächlich existieren.[122] Dennoch zögern spirituelle Autoren immer noch, wenn sie ihre Erlebnisse im Bereich des Geistigen Heilens öffentlich machen. So stellt sich Kyriacos

122 Vgl. Russell Targ, PSI – Die Welt ist anders, als sie zu sein scheint, Amerang 2012 und Dean Radin, Supernormal, Amerang 2015.

Markides nach seinen Erfahrungen mit dem zypriotischen Heiler Daskalos die Frage: „Wie konnte ich erklären, dass dieser Heiler den medizinischen Zustand einer Frau in New York City exakt diagnostizieren konnte, indem er einfach mit geschlossenen Augen ihr Photo berührte, wohingegen ihre Ärzte nicht herauszufinden vermochten, was ihr fehlte?“[123]

Wenn man davon ausgeht, dass ein Mann wie Daskalos in Kontakt mit dem Universellen Heilungsfeld stand – wie immer er es beschrieben haben mag – dann verliert dieses Geschehen seinen Charakter des Unerklärlichen. Auf einer inneren Ebene waren Heiler und Patientin inniger verbunden, als es den meisten unter Zeitdruck stehenden Medizinern je möglich sein wird.

Vor über hundert Jahren schrieb der englische Mathematiker und Physiker James Jeans bereits die geradezu prophetischen Worte: „Wenn wir uns selbst in Raum und Zeit betrachten, dann ist unser jeweiliges Bewusstsein offenkundig das getrennter Individuen in einem Teilchen-Bild, doch wenn wir über Raum und Zeit hinausgehen, ist unser jeweiliges Bewusstsein vielleicht Bestandteil eines einzigen fortwährenden Lebensstromes. Wie es sich mit Licht und Elektrizität verhält, so könnte es auch mit dem Leben sein: Die Phänomene könnten Einzeldinge sein, die in Raum und Zeit getrennte Existenzen tragen, während wir alle auf einer tieferen Realität jenseits von Raum und Zeit Teile *eines* Körpers sein könnten.“[124] Zu seiner Zeit heftig angegriffen, ist Jeans heute längst als großer Vordenker anerkannt; und das hier angeführte Zitat fand sich im Jahr 2005, also rund hundert Jahre nach sei-

123 Markides, Der Berg des Schweigens, a.a.O., S. 16
124 Church, a.a.O., S. 186

ner Entstehung, in der angesehenen Wissenschaftszeitung *Lancet* wieder. Es mag frustrierend sein, wenn man immer wieder feststellen muss, wie hartnäckig Unwissenheit ihre Positionen gegen spirituelle Weisheit zu verteidigen vermag; aber es ermutigt, wenn man immer wieder sieht, wie letztere sich schließlich doch gegen erstere durchsetzt!

Zeit und Raum stellen kein Hindernis dar, weil das Universelle Heilungsfeld beide transzendiert. Heilende Kräfte, ob von physischen Menschen oder lichten Engeln ausgesandt, wirken jenseits davon und üben so ihre segensreiche Wirkung aus.

Dienen

Der große griechische Kirchenvater Gregor von Nyssa schrieb vor über 1500 Jahren: „Der Mensch kann dem unendlichen Gott nicht näher kommen. Auch kann niemals festgestellt werden, wie nahe der Mensch Gott überhaupt schon gekommen ist.“[125] Diese tiefe Einsicht darf auch auf die Verbindung zum Universellen Heilungsfeld angewandt werden. Die Heiler und Heiligen richten ihre ganze Aufmerksamkeit auf das Dienen aus. Sie versuchen, so gut sie es vermögen, zu helfen und zu inspirieren. Der amerikanische Soziologie-Professor Kyriacos Markides hat von einigen dieser großen Seelen in seinem berührenden Buch „Der Berg des Schweigens“ ein bewegendes Zeugnis hinterlassen. Immer wieder ereignen sich aufgrund des Wirkens der Athos-Mönche

125 Johannes Clausner, Das Herzensgebet, Amerang 2015, S. 20

Heilungen, die ohne ein tieferes Verständnis des Geschehens völlig unerklärlich bleiben müssten. Die spirituellen Meister des Athos, darunter der legendäre Altvater Paisios, wirkten immer wieder „Heilungswunder“, die nur bekannt wurden, weil die Betroffenen davon berichteten. Paisios und anderen war es eher unangenehm, wenn darüber gesprochen wurde. So schildert Markides den Fall eines Mannes, der am späten Nachmittag eines sehr heißen Tages unbedingt mit Altvater Paisios zu sprechen versuchte, obwohl dieser sich schon erschöpft zurückziehen wollte. Doch der Mann folgte dem Heiligen beharrlich und ließ sich nicht zurückweisen. „Der alte Paisios winkte schließlich ab und sprach: „Geh, mein Sohn. Geh mit den anderen. Es ist spät, und ich bin sehr müde.“ „Aber Vater, bitte!“, bedrängte ihn der Mann. „Ich muss Ihnen etwas sehr Wichtiges sagen.“ „Geh, mein Sohn. Du brauchst dir keinerlei Sorgen zu machen.“ Der Mann bedrängte ihn, und der alte Paisios verlor anscheinend die Geduld. „Um Himmels willen, geht, bevor das Kloster seine Pforten schließt.“ „Aber Vater, meine Frau ist schwer krank. Sie stirbt an Krebs.“ Vater Paisios hielt einen Moment inne, legte seinen Arm um den Mann und sprach: „Geh, mein Lieber, und sei ohne Sorgen. Deiner Frau geht es gut.“

Der Mann verließ niedergeschlagen das Kloster. Er ging in dem Glauben, die weite Reise zu Altvater Paisios sei vergebens gewesen. In der Kenntnis von vielen Heilungsberichten über den alten Mönch war dieser seine letzte Hoffnung gewesen.

Zu seiner großen Überraschung fand er jedoch, als er zu Hause eintraf, seine Frau wohlauf und bei offensichtlich guter Gesundheit vor. Sie erzählte ihm aufgeregt, was geschehen war.

„Seine Frau behauptete, als sie noch ans Bett gefesselt gewesen sei, habe kalter Schweiß ihren Körper überkommen. Und nach reichlichem Schwitzen habe sie sich vollständig geheilt gefühlt. Später bestätigte ihr Arzt, dass ihr Krebs auf mysteriöse Weise buchstäblich fortgespült worden sei. Ihr Mann fragte, wann das Schwitzen und die Veränderungen in ihrem Körper eingesetzt hätten, und sie antwortete, das sei etwa um vier Uhr am Freitagnachmittag gewesen. Als der Mann dies hörte, lief ihm ein Schauer über den Rücken. Um eben jene Zeit hatte Altvater Paisios ihm versichert, seiner Frau gehe es gut."[126]

Was immer Altvater Paisios unternommen haben mag – es geschah jenseits von Raum und Zeit. In seinem lebenslangen liebevollen Dienen war er so innig mit einer höheren Wirklichkeit verbunden, dass er gewiss sein konnte, seine Heilungsbitte würde unmittelbar erfüllt werden.

Paisios weist in seinem Wirken eine große Ähnlichkeit mit Pater Pio auf; aber er war innerhalb der Mönche der griechisch-orthodoxen Kirche kein Einzelfall. Markides überliefert zahlreiche außergewöhnliche Heilungen, darunter auch die besonders beeindruckende einer Gerontissa, die unmittelbar vor einer Operation am offenen Herzen stand. Die Operation galt als schwer; und sie war nicht sicher, ob sie überleben würde. Sie sang sehr gerne, musste dies aber auf Anraten ihres Arztes aufgeben. Kurz vor der Operation begab sie sich aber dennoch in die Kirche und sang mit den anderen Nonnen. Sie ging so völlig in ihrem Gesang auf, dass sie sich am Ende besorgt fragte, ob ihr Herz nicht versagen könne. Sie kehrte zurück in ihre Zelle, um sich angsterfüllt auszuruhen. „Als sie sich hinlegte, klingelte das Telefon. „Wer ist da?", fragte sie. „Vater Porphyrios", antwortete die Stimme in der Leitung.

126 Markides, a.a.O., S. 25 f.

Er rief sie aus seiner Wohnung in Athen an. „Wie wunderbar, dass du gesungen hast“, sagte er ihr. „Das Heiliger Gott, Heiligmächtiger, Heiligunsterblicher … Daraufhin hat der Unsterbliche dich heimgesucht und dich vor dem Tod errettet.“ Kurz nach dem Anruf verbesserte sich ihr Gesundheitszustand drastisch, und sie brauchte nicht mehr operiert zu werden.“[127]

Hier wirkte die allumfassende Gnade des Heilungsfeldes gleich in mehrfacher Hinsicht, denn die erkrankte Nonne hatte Vater Porphyrios nicht einmal um eine Heilung gebeten. Er wurde entweder als Mittler berufen oder nur ausgewählt, um das außergewöhnliche Heilungsgeschehen zu bezeugen. Der – heilende – Geist weht, wann und wo er will!

Die von Markides dokumentierten Heilungen spielen sich innerhalb eines klar umrissenen religiösen Umfeldes ab. Sie verkörpern den „Dienst am Nächsten“ in wundervoller Einfachheit und Reinheit. Es ist gelebte Nächstenliebe in vollendeter Form. Die Liebe ist immer das Instrument, dessen sich jegliche Heilkraft bedient. „Gott ist die Liebe, und wer in der Liebe bleibt, bleibt in Gott und Gott bleibt in ihm.“ (1. Johannes-Brief 4, 16b)

Diese Verbundenheit in Liebe ist absolut und universell. Sie drückt sich dennoch in Zeit und Raum auf individuelle Art und Weise aus. So können einzelne Heiler oder auch Mediziner den gleichen Sachverhalt in völlig unterschiedlichen Worten ausdrücken. Daher spricht Renée Bonanomi von „Schwingungsübertra-

127 Ebd., S. 259 f.

gung" oder von „unaussprechlichem Wissen", ein Arzt wie Larry Dossey dagegen von einem „nichtlokalen Band".

„Ich behandele beispielsweise viele Menschen, die ich persönlich gar nicht kenne; aber sie spüren, dass von mir eine Antwort auf ihr Anliegen kommt. Es findet also kein Dialog zwischen uns statt, sondern nur der Austausch von Schwingungen. Vielleicht könnte man mich naiv nennen, aber ich habe ein so unendliches Vertrauen in die Göttliche Kraft. So klein ich auch bin, so spüre ich doch, wie diese Kraft in mir wirkt. Und diese Kraft wirkt in uns allen, weil wir alle aus der gleichen Heimat kommen, alle die gleiche Sehnsucht tragen und alle auf dem gleichen Heimweg sind. Auch ich bin auf diesem Heimweg, aber vielleicht mit ein wenig mehr Wissen als nur Glauben. Weil alle nach Hause wollen, kann mein Wissen sie gleichsam „anstecken"!"

Und dann bekennt Renée Bonanomi freimütig: „Ich glaube nicht, dass ich wirklich weiß, was geschieht. Es existiert ein Wissen in mir, das ich allerdings nicht aussprechen kann."[128] Das Geheimnis des Heilens an sich bleibt ein Mysterium. Man darf es nur demütig annehmen – und dienen.

Larry Dossey zielt auf dasselbe Geheimnis ab, wählt aber völlig andere Begriffe, um sich ihm zu nähern. „Eine der größten Entdeckungen unseres Jahrhunderts – vielleicht aller Jahrhunderte – könnte die nichtlokale Verbundenheit der spektakulären Vielfalt von Wesenheiten sein, die unser Universum bilden. Wie wir gesehen haben, besteht und zeigt sich diese Verbundenheit zwischen subatomaren Teilchen, mechanischen Systemen, Menschen und

128 Bonanomi / Michel, Heilung geschieht im Jetzt, a.a.O., S. 162 f.

Maschinen, Menschen und Tieren und Menschen untereinander. Wenn dieses nichtlokale Band zwischen Menschen wirkt, nennen wir es Liebe."[129]

Wenn man das Geheimnis des Universellen Heilungsfeldes in einem Wort umschreiben wollte, dann könnte man nur dieses wählen – LIEBE. Ohne tiefe Menschenliebe wird keine Heilerin und kein Heiler behandeln können. Ohne tiefe Liebe im Herzen wird niemand die Pforte zum Universellen Heilungsfeld durchschreiten können. Ohne Liebe wäre überhaupt kein menschenwürdiges Dasein auf Erden möglich. In Peter Allmends „Elision" enden die Ausführungen seiner Lehrerin mit den nachstehenden Worten:

„Besäße ich auch alle Weisheit aller Reiche und Sphären, so vermöchte ich dir doch das Mysterium der Liebe in all seiner Fülle nicht zu entschlüsseln. Wenn ich einen Funken der LIEBE in dir entzünden durfte, so will ich in Dankbarkeit für diese Gabe niederknien vor dem ALTAR der LIEBE.

Möge dieser LIEBESFUNKEN in dir weiterwirken und durch dich an jene weitergereicht werden, die so sehnsuchtsvoll darauf warten. Bis eines Tages das LIEBESLICHT alles Leben auf Erden verwandeln wird."[130]

Die Heilung der Erde

In der jüdischen Mystik gibt es einen wunderbaren Begriff, der letztlich auf die Heilung und Erlösung allen Lebens auf Erden

129 Larry Dossey, Heilungsfelder, a.a.O., S. 278
130 Peter Allmend, Elision, a.a.O., S. 152 f.

zielt – *Tikkun.* Wörtlich bedeutet dies *Wiederherstellung.* Die Wiederherstellung der Schöpfung, die Wiederherstellung der göttlichen Ordnung auf Erden.

Heilung bedeutet daher, vor diesem Hintergrund betrachtet, sowohl die Heilung des Einzelnen als auch die Heilung des Ganzen. Das Universelle Heilungsfeld trägt nicht zuletzt diesen Namen, weil es *die gesamte Schöpfung* heilen möchte. Alles Gefallene soll einst wieder zurückkehren in die Heilige Ordnung des Lebens.

Rabbi Adin Steinsaltz, einer der großen Kabbalisten der Gegenwart, hat in seinem tiefsinnigen Werk „Die dreizehnblättrige Rose" das Geheimnis von *Tikkun* und seine alles umfassende Bedeutung aufgezeigt. „Das Ringen der Seelen ist auch das Ringen und der Weg der Welt hin zu ihrer Erlösung. Wenn die Seelen zurückkehren und sich mühen, die Welt richtigzustellen und sich zu bewähren, dann erreichen sie auf einer bestimmten Ebene dieses umfassenden *Tikkun,* dieser Berichtigung, ihre höchste Höhe. Dann liegen die größten Hindernisse hinter der Menschheit, und diese kann, ohne das von früheren Existenzen und früheren Vergehen überkommene Erbe des Leidens, mit sicheren Schritten ihrer Vollendung entgegengehen. Das ist der Anfang der Erlösung, der Zeit des Messias. So schreiten wir voran, bis das Stadium erreicht ist, in dem alle Seelen zurückkehren, jede zu ihrem eigenen Selbst, und in dem jedes Selbst in der Welt in ein neues Leben eintreten wird, vollständig verschmelzend mit den höheren Kräften, sowohl der Seele auf allen Ebenen als auch des Körpers, und dabei alle in ihm enthaltenen Kräfte zur Erscheinung bringend. Wir nennen diese Ebene der Vollendung der ganzen Menschheit, auf der es eine neue Beziehung zwischen Leib und Seele geben und die Welt in sich ganz sein wird, den

„Himmel“ oder die „kommende Welt“. Das ist das Ziel, auf das hin alle Seelen der Menschen, indem sie ihre privaten und ihnen vorbehaltenen Lebensaufgaben angehen, hoffen und streben.“[131]

Die „Rückkehr alles Gefallenen“ ist eine zutiefst liebevolle und versöhnliche Glaubensüberzeugung. Alle großen spirituellen Traditionen kennen diesen Gedanken auf die eine oder andere Weise. Im frühen Christentum lehrte der bedeutendste aller Kirchenväter, der später verurteilte Origenes, genau diese Vorstellung, die er *apokatastasis ton panton,* die *Wiederbringung aller,* nannte. Die Konzepte mögen sich, aus theologischer Sicht, in den verschiedenen Traditionen in der äußeren Ausgestaltung unterscheiden, in ihrer Essenz sind sie identisch: Die Welt ist erlösungsbedürftig. Die Welt bedarf der Heilung. Die Heilung des Einzelnen ist daher immer auch ein Schritt zur Heilung des Ganzen. Wie im Kleinen, so im Großen.

Wenn die Menschheit wieder den Weg nach innen findet; wenn Werte wie Liebe, Demut oder Dienen erneut in den Mittelpunkt der Gesellschaften rücken; wenn die Meditation wichtiger ist als das nächste Facebook-Posting – dann kann eine Umkehr (*metanoia*) eintreten. Ohne eine tiefe Verwandlung des menschlichen Denkens und Wollens kann keine Heilung erfolgen, weder des Individuums noch der Welt.

Um diesem Ziel näher zu kommen, bedarf es vielleicht der Rückkehr zur „Einfachheit“, die ein geistiger Lehrer einfordert. Jene

131 Adin Steinsaltz, Die dreizehnblättrige Rose, Amerang 2011, S. 68

Einfachheit, die wieder Raum für Stille, Rückzug und Innerlichkeit bietet. Jene Einfachheit und Reinheit des Herzens, die Voraussetzung dafür ist, dass sich HEILUNG ereignen kann.

„Ziel der neuen Heilkunst soll es sein, den Menschen wieder mit jenem kosmischen Heilungsfeld in Verbindung zu bringen, aus dem heraus wahre Heilung geschieht.
Der Mensch ist aus der wahren Ordnung der Schöpfung herausgefallen, und diese Unordnung führt zu Disharmonie, die dann wiederum Krankheit auslöst. Heilung heißt also: Rückkehr in die ewige Ordnung des Lebens!“[132]

132 Peter Allmend, Einfachheit, Grafing 2015, S. 53

20 Irrtümer, die Sie noch vom Universellen Heilungsfeld trennen

1. Sie glauben an den Zufall.
2. Sie halten Ihr Erbgut für unveränderlich.
3. Krankheiten kommen, durch welche Faktoren auch immer, stets von außen.
4. Eine falsche innere Einstellung kann keine Krankheit auslösen.
5. Wenn man die „richtige Pille" bekommt, ist man sofort wieder gesund.
6. Chronische Krankheiten sind nicht mehr zu heilen.
7. Eine Allergie hat nichts mit Ihrem Innenleben zu tun.
8. Sie interpretieren die Aussage Ihres Arztes, Sie seien unheilbar krank, als eine Art Todesurteil.
9. Den Satz „Leid leitet" halten Sie für Unfug.
10. Krankheit und Bewusstsein haben nichts miteinander zu tun.
11. Berichte über Spontanheilungen halten Sie für maßlos übertrieben oder sind überzeugt, es liege ein Untersuchungsfehler vor.
12. Es gibt in der Behandlung einer schweren Krankheit nur *einen* richtigen Weg.
13. Medizin ist eine objektive Wissenschaft.
14. Das Verhalten von Zellen kann man nicht beeinflussen.
15. Man lebt nur einmal.

16. An Engel oder helfende Lichtwesen glauben nur kleine Kinder.
17. Wenn Ihr Körper problemlos funktioniert, sind Sie gesund.
18. Sie haben ständig Angst, sich bei irgendjemandem mit irgendeiner Krankheit anzustecken.
19. Was die Gesellschaft (Familie, Kirche, Umfeld etc.) sagt, ist ausgesprochen wichtig für Sie.
20. Das Leben hat keinen tieferen Sinn; es geht darum, es sich gutgehen zu lassen.

20 Erfahrungen, die Ihnen zeigen, dass Sie dem Universellen Heilungsfeld schon nahegekommen sind

1. Sie erkennen, welche große Weisheit bisher in Ihrem Leben gewaltet hat.
2. Sie sind überzeugt, dass Ihr Denken und Ihr Verhalten Einfluss auf Ihre genetische Struktur ausüben.
3. Wie innen – so außen. Sie übernehmen die Verantwortung für Ihr Innenleben.
4. Sie haben sich schon einmal durch die Veränderung Ihres Verhaltens von körperlichen Beschwerden befreit.
5. Der „Placebo-Effekt“ macht Ihnen deutlich, dass die Wirkung eines Medikamentes entscheidend von Ihrer Einstellung dazu abhängt.
6. Es gibt keine unheilbaren Krankheiten.
7. Jede Krankheit enthält eine Botschaft.
8. Ihr Arzt ist nicht getrennt von Ihnen. Er spiegelt Sie, und Sie spiegeln ihn.
9. Ihre größten Krisenzeiten waren die Phasen Ihres größten inneren Wachstums.
10. Wer vollständig erwacht ist, ist nicht mehr krank.
11. Sie haben keinen Zweifel mehr, dass Menschen spontan von unheilbaren Krankheiten genesen sind.
12. Jede Krankheit ist individuell.
13. Heilung ist eine Kunst.
14. Auch die elementaren Bausteine der Schöpfung verfügen über Bewusstsein.

15. Was du säst, das wirst du ernten.
16. Es gibt Engel der Heilung, die sich überall auf der Welt um erkrankte Menschen kümmern.
17. Wahre Gesundheit bedeutet vollkommene innere Ordnung.
18. Die Angst, sich anzustecken, ist bereits der halbe Weg zur Krankheit.
19. Die Wahrheit ist ein pfadloses Land.
20. Wo Liebe ist, kann Leid nicht sein.

Schlussgedanken

Sollten Sie am Ende der Lektüre dieses Buches ratlos sein – dann haben wir etwas falsch gemacht.

Sollten Sie am Ende der Lektüre dieses Buches alle Medizin wegwerfen und beschließen, nie mehr einen Arzt aufzusuchen, dann haben wir etwas falsch gemacht.

Sollten Sie am Ende der Lektüre dieses Buches glauben, dass morgen ein neues Zeitalter in der Medizin anbricht, dann haben wir etwas falsch gemacht.

Wenn Sie aber am Ende der Lektüre dieses Buches stärker Ihren Selbstheilungskräften vertrauen und erkennen, dass Sie eine große Eigenverantwortung für Ihre Gesundheit tragen – dann erfüllt diesen Buch seinen Sinn!

Das Universelle Heilungsfeld existiert! Wir hegen nicht den geringsten Zweifel daran! Entscheidend ist jedoch, ob Sie sich bereits so intensiv mit ihm verbinden können, dass Ihre innere Heilkraft ausreichend ist, um auch ernsthafte Erkrankungen selbst zu überwinden. Manches Problem lässt sich bereits durch eine veränderte Einstellung lösen. Verzeihen, Annehmen oder Loslassen können wahre Wunder bewirken. Doch wie sieht es mit schweren Krankheiten wie Krebs, MS oder Parkinson aus. Glauben Sie, dass Sie schon in der Lage sind, Ihre inneren Heilkräfte so zu aktivieren, dass Sie sich mit dem Universellen Heilungsfeld zu verbinden vermögen? Glauben Sie überhaupt (siehe die ersten „20 Irrtümer"), eine schwere Erkrankung mittels geistiger Heilung wieder „in Ordnung bringen zu können"?

Es ist unverzichtbar, sich alle diese Fragen zu stellen und ehrlich zu beantworten. Wenn Sie noch innere Zweifel hegen, werden Sie sicherlich nicht in der Lage sein, sich selbst zu heilen. Sie werden vielleicht die heilenden Hände einer zweiten Person benötigen. Wir wünschen Ihnen dann, in *gute Hände* zu kommen. Vielleicht ist der Spiegel, den ein Heiler für Sie darstellt, genau der Impuls, den Sie benötigen, um wieder gesund zu werden. Der Impuls, der Ihnen hilft, die Botschaft der Krankheit zu verstehen. Dieses Verständnis ist unerlässlich, um *nachhaltige* Heilung zu erfahren. Andernfalls mögen zwar die Symptome verschwinden; aber schon bald werden sie an anderer Stelle wieder auftauchen. Die BOTSCHAFT ist von zentraler Bedeutung, denn sie hat etwas mit Ihrer geistigen Entwicklung zu tun. Eine Krankheit will Sie ja nicht ärgern, sondern Ihnen etwas übermitteln, was von essenzieller Bedeutung für Ihren geistigen Fortschritt ist. Aus einer höheren Warte zählt allein das. Nur Ihr inneres, geistig-seelisches Wachstum ist von Belang. Veränderungen oder gar die Auflösung der körperlichen Form sind dieser Priorität nachgeordnet.

Dieses Buch ist zugegebenermaßen sehr kritisch mit dem bestehenden Medizinbetrieb, vor allem mit der Pharma-Industrie. Eine medizinische Versorgung, bei der nicht mehr der Mensch, sondern die Rendite von Unternehmen im Vordergrund steht, ist ethisch nicht nur fragwürdig, sie ist abzulehnen. Es dürfte seinen

Grund gehabt haben, warum in der alten chinesischen Hochkultur die Ärzte und Heiler nur so lange bezahlt wurden, wie ihre Patienten gesund waren. Heute werden ein paar einflussreiche Gutachter mit Forschungsmitteln 'gefördert', bestimmte Werte nach oben oder unten korrigiert – und schon gibt es wieder zwei Millionen potenzielle neue Patienten. Niemand fragt nach den Menschen; niemand fragt nach den Hintergründen; niemand hinterfragt das eigene Verhalten. Es ist abzusehen, dass dieses System endlich ist. Es wird implodieren an seiner eigenen Gier oder eines Tages radikal zurückgewiesen werden von denjenigen, denen es mehr schadet als nützt.

Kann denn eine Idee wie jene des Universellen Heilungsfeldes wirklich eine realistische Alternative sein? Natürlich – wenn sie achtsam umgesetzt wird. Es hat zu allen Zeiten große Heiler und scheinbar wunderbare Heilungen gegeben. Es kann nicht der geringste Zweifel an der Wahrhaftigkeit dieser Ereignisse bestehen. Selbst wenn es nur *einen Heiler* und nur *eine Heilung* gegeben hätte, es wäre Beweis genug, dass es potenziell im Wesen des Menschlichen liegt. Diese Gewissheit sollten Sie niemals mehr aus den Augen verlieren. Vielleicht scheitern Sie daran, sich selbst von einer Krankheit zu heilen. Vielleicht benötigen Sie die Hilfe einer Heilerin oder eines Heilers. Vielleicht laufen Sie auch wieder zu Ihrem Arzt, weil Sie es selbst nicht schaffen und keinen geeigneten oder vertrauenswürdigen Heiler finden. Verurteilen Sie sich deswegen bitte nicht! Sie sind nicht gescheitert.

Behalten Sie in Erinnerung: Das Universelle Heilungsfeld heilt durch alle Instrumente, die es vorfindet. Eine medizinische Behandlung ist keinesfalls 'minderwertiger' als eine geistige Heilung!

Sie ist nur anders. Wichtig bleibt, dass Sie zu verstehen versuchen, worum es bei der Krankheit *innerlich* ging!

Dieses Buch will eine Perspektive aufzeigen. Es blickt nach vorne, vielleicht weit nach vorne. Aber es blickt in eine Richtung, in der unverrückbare Leuchttürme stehen, die den pfadlosen Pfad erhellen. Diese Leuchttürme sind innerlich unverrückbar, nicht räumlich. Jeder große Heiler der Vergangenheit, jede wahre Heilerin der Gegenwart strahlt ein Orientierungslicht aus. Sie ermutigen uns, sie ermuntern uns, den eigenen Pfad zu gehen, nach innen zu schauen und in die Heilkraft der allumfassenden göttlichen Liebe zu vertrauen. Vielleicht ist der Glaube noch nicht so groß wie das sprichwörtliche „Senfkorn", das Jesus eingefordert hat; aber solange der Blick noch auf die Leuchttürme fällt, führt der Weg in die richtige Richtung, in der das Universelle Heilungsfeld nur darauf wartet, seinen Segen über uns ausgießen zu können!

Index

E

F

G

H

J

K

L

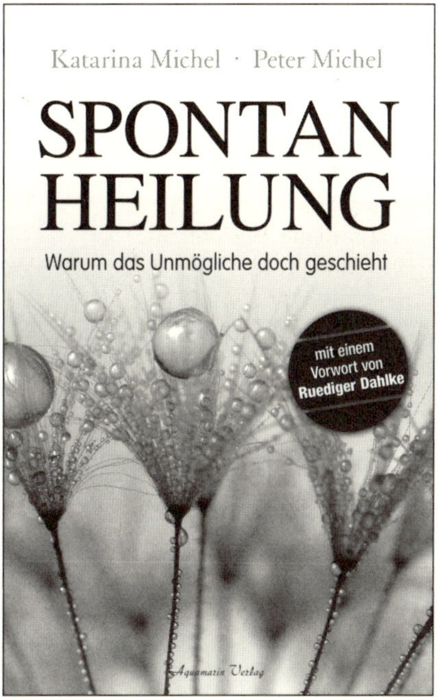

K. u. P. Michel
Spontanheilung
Warum das Unmögliche doch geschieht

Katarina und Peter Michel zeigen in ihrem Mut machenden und Hoffnung schenkenden Buch auf, dass der „Heilungskosmos" offensichtlich weitaus größer und mannigfaltiger ist, als das gegenwärtige orthodoxe medizinische Weltbild annimmt. Es geschehen die ungewöhnlichsten Heilungen auf meist völlig unerwartete Weise. In diesem Buch werden zahlreiche Fallbeispiele dokumentiert. Es scheint auch hinter den kaum fassbaren „Wunderheilungen" eine verborgene Ordnung zu liegen. Ein ermutigendes Werk, das wieder einmal die alte Wahrheit belegt: „Wer nicht an Wunder glaubt, ist kein Realist!"
978-3-89427-673-7, HC, 192 S.

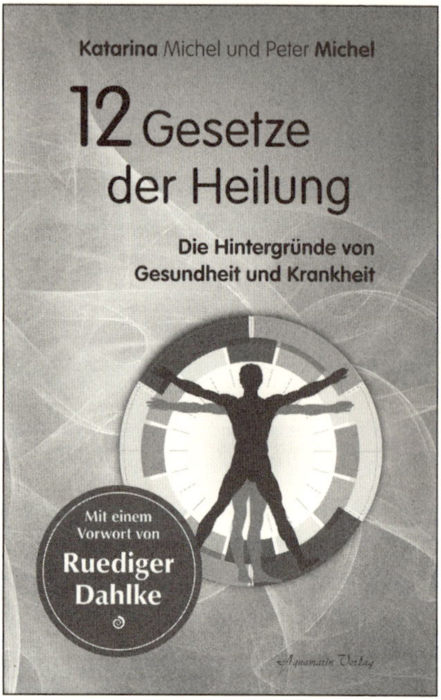

K. u. P. Michel
12 Gesetze der Heilung
Die Hintergründe von Gesundheit und Krankheit

Die „Zwölf Gesetze der Heilung“ stellen keinen „How-to-do-Ratgeber“ dar, sondern behandeln das Wesen von Gesundheit und Krankheit von ihrem Ursprung her. Wer diese „Zwölf Gesetze“ in seinem Leben verwirklicht, wird möglicherweise zu seiner eigenen Überraschung feststellen, dass er keine äußere Behandlung mehr benötigt. Er wird unzweifelhaft erkennen: „Wahre Heilung beginnt im Inneren!“
978-3-89427-560-0, HC, 192 S.

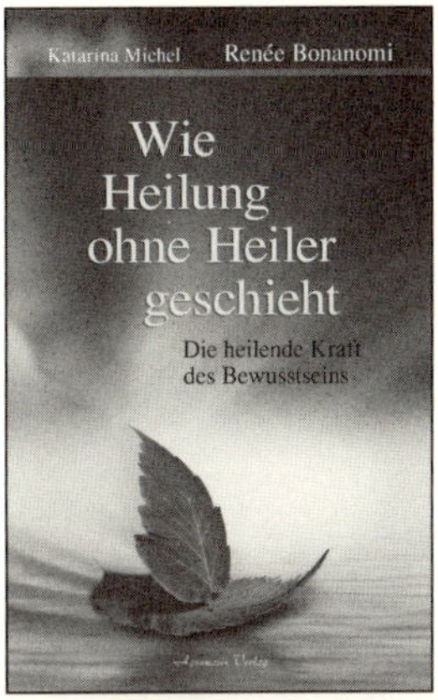

Renée Bonanomi
Hrsg. v. Katarina Michel
Wie Heilung ohne Heiler geschieht
Die heilende Kraft des Bewusstseins

Nicht der Heiler heilt, sondern die Heilung geschieht durch inneres Erwachen! Ein radikales Buch, das mit vielen Illusionen auf dem Feld des Heilens aufräumt und dem Einzelnen wieder seine Eigenverantwortung zurückgibt.
HC, 160 S.,
978-3-89427-636-2

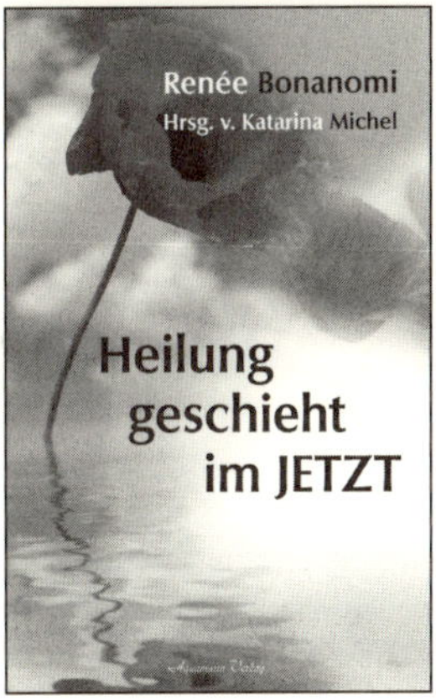

Renée Bonanomi
Hrsg. v. Katarina Michel
Heilung geschieht im Jetzt

Renée Bonanomi zählt zu den Stillen im Lande. Dennoch ist sie im Laufe mehrerer Jahrzehnte zur bedeutendsten geistigen Heilerin der Schweiz geworden, was für ihre außergewöhnlichen Fähigkeiten spricht. Dieses Buch über Geistheilung ist bahnbrechend, weil niemals zuvor mit solch unbestechlicher Klarheit die ewigen GESETZE des Heilens dargelegt wurden.
Kein Heiler darf gegen diese Gesetze verstoßen, andernfalls wird ihm seine Gabe genommen werden.
978-3-89427-594-5, HC, 192 S.